Anestetici locali in analgesia ostetrica

Il modello MLAC:
dalla teoria alla pratica clinica

Michela Camorcia

Michela Camorcia

Anestetici locali in analgesia ostetrica

Il modello MLAC: dalla teoria alla pratica clinica

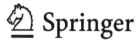 Springer

MICHELA CAMORCIA
Servizio di Anestesia e Rianimazione
Casa di Cura Città di Roma
Roma

ISBN 978-88-470-0586-0 Springer Milan Berlin Heidelberg New York

Springer fa parte di Springer Science+Business Media

springer.com

Layout copertina: Simona Colombo, Milano
Impaginazione: Graphostudio, Milano
Stampa: Grafiche Erredue, Cirimido (CO)

Stampato in Italia

Springer-Verlag Italia S.r.l., Via Decembrio 28, I-20137 Milano

Presentazione

L'analgesia in travaglio di parto ha raggiunto in questi ultimi anni standard molto elevati. Con l'impiego delle tecniche di analgesia loco-regionale, quali l'analgesia epidurale e quella combinata epidurale-spinale, è possibile travagliare e partorire spontaneamente senza dolore. Questo grazie anche al sempre più frequente uso di soluzioni di anestetici locali molto diluite che, associate ad altri farmaci quali gli oppioidi, permettono di raggiungere ottimi livelli di analgesia con nessun o minimo blocco motorio, che potrebbe potenzialmente interferire con i fisiologici meccanismi del parto spontaneo.

Sfortunatamente troppo spesso gli studi in questo campo sono stati eseguiti senza una conoscenza dettagliata della farmacodinamica e delle relazioni dose-risposta degli anestetici locali in travaglio e questo ha portato alla determinazione di molteplici formule empiriche da usare spesso fondate solo su dosi stabilite arbitrariamente. L'introduzione nella pratica scientifica della tecnica di allocazione sequenziale up-down ha permesso di usare questo nuovo metodo per la determinazione del MLAC (*minimum local analgesic concentration*), che permette di determinare con molta precisione statistica la ED o la EC 50 di un farmaco, in questo caso l'anestetico locale, e quindi la sua potenza in termini farmacologici.

L'esecuzione di tali studi ha rivalutato e quantizzato alcune delle fondamentali questioni in analgesia ostetrica, quali le potenze relative dei vari anestetici locali ed oppiacei, la relazione tra volume-dose e concentrazione, il sinergismo tra gli anestetici locali e gli oppioidi o gli altri farmaci adiuvanti quali l'adrenalina o la clonidina, la dissociazione tra il blocco sensitivo e quello motorio, gli effetti delle variabili ostetriche sul dolore.

È quindi con estremo piacere che introduciamo questa monografia curata dalla nostra allieva e collaboratrice Dott.ssa Michela Camorcia che contiene non solo una dettagliata descrizione del metodo stesso e delle sue applicazioni, ma anche un'ampia ed aggiornata review degli studi più significativi sull'argomento e delle loro implicazioni cliniche.

Gli studi che usano il metodo dell'allocazione sequenziale up-down hanno portato un contributo significativo al chiarimento di numerosi interrogativi che l'anestesista si pone quotidianamente in sala parto e oggi giustamente affiancano gli studi tradizionali rappresentando, insieme ad essi, la fonte primaria di aggiornamento e di conoscenze che sono indispensabili per una buona pratica clinica basata non solo sull'esperienza ma anche sull'evidenza ed il razionale scientifico.

Giorgio Capogna
Chairmen, Scientific Committee Obstetric Anaesthesia
European Society of Anaesthesiology

Gordon Lyons
President, Obstetric Anaesthetists Association

Indice

Il modello MLAC:
dalla teoria alla pratica clinica

Introduzione

Solo in anni recenti è stata attuata una valutazione sistematica della farmacodinamica delle curve dose-risposta per gli anestetici locali somministrati per via epidurale o subaracnoidea.

Nonostante il modello clinico della concentrazione minima alveolare (MAC) e della minima velocità di infusione (MIR) abbia permesso di studiare la farmacodinamica rispettivamente delle curve dose risposta degli agenti inalatori ed endovenosi, questo metodo è stato solo recentemente applicato alle tecniche di anestesia loco-regionale.

La maggioranza degli studi clinici sugli anestetici locali, sia per quanto riguarda la ricerca sulla dose clinica da utilizzare, sia per quanto riguarda l'effetto dell'aggiunta di altri farmaci quali gli oppioidi agli anestetici locali, è stata effettuata utilizzando rapporti fissi tra questi ed utilizzando dosi comunemente impiegate nella pratica clinica.

Molto spesso gli studi clinici in cui si paragonano gli anestetici locali in termini di efficacia vengono eseguiti con scarsa conoscenza della potenza relativa degli anestetici locali sia da soli sia associati ad altri farmaci o delle curve dose risposta analizzate e ciò può condurre a risultati inconcludenti mascherando differenze importanti.

La maggioranza di questi studi, infatti, ha utilizzato dosi e concentrazioni ben sopra l'ED95 o l'EC95 (dose o concentrazione minima efficace nel 95% dei soggetti), corrispondente alla parte più alta della curva dose-risposta (o concentrazione-risposta), dove piccole differenze possono non essere notate o effetti simili mal interpretati.

La mancanza di dati farmacodinamici relativi alle relazioni delle curve dose-risposta degli anestetici locali per via epidurale in travaglio di parto ha condotto alcuni sperimentatori ad impiegare il modello della minima concentrazione analgesica efficace (*MLAC*) [1].

Il modello MLAC permette di determinare la concentrazione minima efficace di un anestetico locale ovvero la concentrazione alla quale la metà dei soggetti esaminati presenta un determinato effetto. I primi studi che hanno utilizzato questo metodo lo hanno applicato nell'ambito dell'analgesia epidurale per il primo stadio del travaglio di parto e hanno definito il MLAC come EC50 (concentrazione efficace nel 50% dei soggetti).

Il metodo si basa sulla allocazione sequenziale, ovvero sul metodo statistico up-down, che ha avuto le sue prime applicazioni in ingegneria (altezza soglia per gli esplosivi), psicologia (risposta a stimoli di diversa natura), industria chimica (per testare gli insetticidi), ed anestesia generale, sia per quanto riguarda gli agenti anestetici endovenosi (velocità minima di infusione) [2] che gli inalatori (concentrazione minima alveolare, MAC) [3].

Questo metodo fu usato per la prima volta per valutare la sensibilità degli esplosivi agli urti improvvisi. In questo caso, il modello prevedeva la caduta di un peso da un'altezza predefinita e la successiva valutazione dell'eventuale esplosione. L'altezza alla quale l'esperimento cominciava era scelta arbitrariamente, mentre le altezze successive dipendevano dal risultato del test precedente. Se, come risultato del primo test, si verificava un'esplosione, l'altezza per il secondo test si riduceva di un valore prefissato dallo sperimentatore e sempre uguale per tutti i test. Se, invece, l'esplosione non si verificava, l'altezza per il test successivo veniva aumentata del valore prefissato e così via. Con il proseguire dell'esperimento, si otteneva una oscillazione up-down, che comprendeva entrambe i tipi di risultati ottenuti ("esplosione sì" o "esplosione no") attorno all'altezza media a cui si verificava l'esplosione stessa. Questo metodo permetteva di risparmiare energie nel trovare la quantità minima efficace di esplosivo.

Tale metodica è stata usata per identificare la concentrazione minima di anestetico locale e, quindi, i rapporti di potenza tra due farmaci, ad esempio tra due anestetici locali.

La potenza di un farmaco: come determinarla?

La curva dose–effetto

La relazione tra concentrazione o dose di un farmaco (variabile indipendente) ed il grado di risposta ottenuto, cioè l'effetto (variabile dipendente), prende il nome di "curva di concentrazione o dose-risposta" per un determinato sistema farmacologico.

Per un sistema unico, per esempio uno che coinvolga un singolo farmaco ed un singolo effetto, le curve dose-effetto hanno 3 caratteristiche, a seconda che il determinato effetto venga misurato come variabile continua o discontinua:

1. le curve sono continue, cioè non ci sono interruzioni nella curva e l'effetto è una funzione continua della concentrazione (o della dose). Determinati effetti corrispondono ad ogni dose al di sopra di una dose soglia ed ogni dose ha un corrispondente effetto;

2. le curve sono monotoniche. La curva può avere un andamento positivo o negativo, ma le caratteristiche dell'andamento della curva rimangono costanti nell'ambito dell'intervallo tra le dosi testate. Quando la caratteristica monotonica di una curva dose-effetto non viene ottenuta, si può ipotizzare che il sistema in esame non sia unico, cioè può essere coinvolto più di un agente farmacologico;

3. le curve si avvicinano al valore massimo come un asintoto e la cui entità è una misura dell'attività intrinseca del farmaco nel sistema.

Le curve dose-effetto, espresse come percentuale dell'effetto massimo ($E/E_m \times 100$) hanno un andamento iperbolico (Fig. 1) che male si presta a correlazioni quantitative struttura/attività. Riportando, invece, l'effetto in funzione del log [F] (dove [F] rappresenta la concentrazione del farmaco) o del log [dose], si ottiene una tipica curva sigmoide (Fig. 2), la quale, per dosaggi compresi fra il 20% e l'80% della dose che produce l'effetto massimo, ha linearità e pendenza soddisfacenti per una analisi quantitativa.

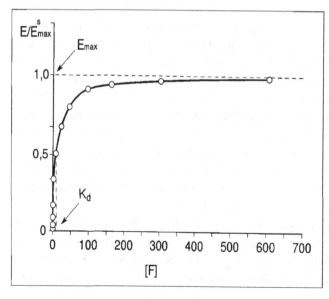

Fig. 1. Curva dose-effetto espressa come percentuale dell'effetto massimo con caratteristico andamento iperbolico (dove [F] rappresenta la concentrazione del farmaco e E/E^s max rappresenta la percentuale dell'effetto massimo)

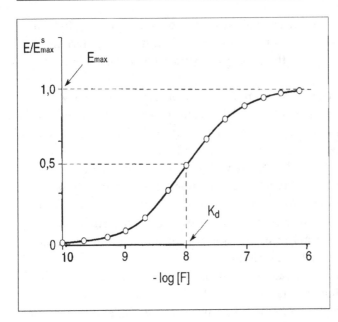

Fig. 2. Curva dose-effetto espressa come logaritmo dell'effetto massimo con caratteristico andamento iperbolico (dove [F] rappresenta la concentrazione del farmaco e E/E^s max rappresenta la percentuale dell'effetto massimo)

Le curve in Figura 3 i riferiscono a tre differenti farmaci A, B e C, che possiedono *uguale attività intrinseca od efficacia* producendo lo stesso effetto massimo ma, dal momento che richiedono concentrazioni diverse per produrlo, sono caratterizzati da diversa potenza. Quindi, A > B > C; in altre parole, B e C producono lo stesso effetto di A, ma a dosaggi superiori. Questo fatto non è limitante per il loro uso terapeutico, se i farmaci B e C sono forniti di un buon margine di sicurezza.

La Figura 4 illustra il caso di quattro farmaci A, B, C e D dotati di diversa attività intrinseca, decrescente da A a D, ma di uguale potenza. Quindi C non raggiunge mai il valore dell'effetto massimo di A; tuttavia, hanno la stessa affinità per il recettore (uguale potenza) raggiungendo il rispettivo EC50 ed E$_m$ con identici dosaggi.

Nei precedenti grafici si individuano quattro parametri fondamentali per il confronto dei farmaci in esame: *attività intrinseca, affinità, andamento (pendenza) e variabilità* (Fig. 5). Quando l'entità degli effetti di un farmaco è messa in relazione grafica con la dose (o la concentrazione), infatti, si ottengono delle curve dose effetto la cui forma e posizione sono funzione delle quattro sopracitate variabili.

La *potenza* o affinità è espressa dalla posizione della curva dose-effetto sull'asse delle dosi (ascisse). Essa dipende dall'affinità (tendenza a legarsi ad un recettore) e dall'efficacia (abilità, una volta legato al recettore, ad esplicare l'effetto) ed è legata inoltre ad assorbimento, distribuzione, bio-

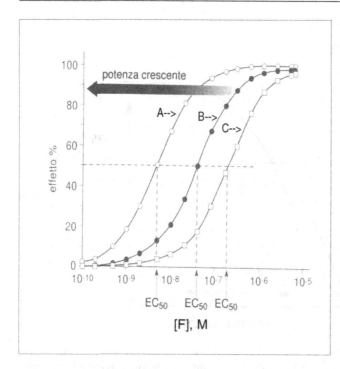

Fig. 3. Curva dose risposta in curva semi logaritmica. Curve di farmaci con potenza diversa; dove M rappresenta la concentrazione molare del farmaco

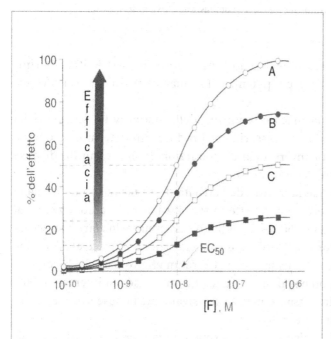

Fig. 4. Curva dose risposta in curva semi logaritmica. Curve di farmaci con efficacia diversa; dove M rappresenta la concentrazione molare del farmaco

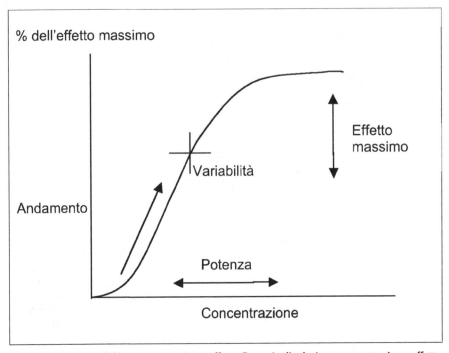

Fig. 5. Correlazione del log concentrazione-effetto. Esempio di relazione concentrazione-effetto descritta dalle sue 4 caratteristiche. L'effetto viene misurato come funzione dell'incremento della concentrazione del farmaco. Relazioni simili a questa possono anche essere costruite come funzione della dose somministrata. Queste curve si definiscono curve dose-risposta

trasformazione ed escrezione. Più una curva dose-risposta è situata a sinistra dell'asse delle ascisse, più potente è il farmaco a cui la curva si riferisce (Fig. 3).

La potenza di un farmaco è la misura della sua attività, definita dalla individuazione della dose necessaria per produrre un determinato effetto. Essa varia in maniera inversamente proporzionale alla quantità di dose richiesta per produrre l'effetto stesso.

La potenza è dunque la misura dell'attività di un farmaco indotta dalla dose richiesta, per avere un certo effetto standard. Essa è caratterizzata dal valore molare della sua EC50. Se si vogliono paragonare due farmaci, occorre paragonarli alla loro ED50 (dose o concentrazione efficace al 50%, cioè dose o concentrazione di farmaco che genera un effetto pari al 50% dell'effetto massimo). La potenza di un farmaco ha, di per sé, un interesse relativo nella pratica clinica: essa influenza esclusivamente la dose necessaria per ottenere un determinato effetto.

Vengono definiti *equipotenti* due farmaci ugualmente potenti o ugualmente capaci di produrre un dato effetto farmacologico di una specifica e determinata intensità. La massa di farmaco richiesta per produrre questa intensità di effetto può essere paragonata, quantitativamente, per ottenere stime di potenza tra farmaci. Ovviamente, se i farmaci non sono entrambe in grado di produrre un effetto di una data intensità, non possono essere paragonati in termini di potenza.

C'è, infine, da notare come per ciascun farmaco sia possibile identificare più di un effetto sia quindi possibile disegnare più curve dose-risposta, che possono essere posizionate diversamente sull'asse delle ascisse.

La potenza non va confusa con l'efficacia, con la durata o con la latenza di azione del farmaco. *L'efficacia* di un farmaco od attività intrinseca costituisce, infatti, il suo massimo effetto (E max) rappresentato dalla parte alta e piatta della curva dose risposta ed è legata all'affinità del farmaco per il recettore.

Nella pratica clinica, l'efficacia di un farmaco riveste un interesse maggiore della potenza, in quanto esprime l'entità massima dell'effetto che esso può indurre. Nell'esempio mostrato in Figura 3, i tre farmaci differiscono per potenza (sono posizionati differentemente sull'asse delle ascisse), ma hanno pari efficacia (hanno la stessa altezza sull'asse delle ordinate). Una caratteristica peculiare dell'efficacia di un farmaco è che una dose più alta produce un effetto maggiore rispetto ad una dose minore fino ad arrivare ad un limite a cui le cellule bersaglio possono ancora rispondere (effetto "plateau"). Questa relazione è tipica di tutti i farmaci ma non è uguale per tutti. Ad esempio, l'aumento della dose per i placebo può, in certi casi, risultare in un aumento dell'effetto.

C'è da osservare come, da un punto di vista terapeutico, non abbia molta importanza se l'effetto sia raggiunto con 0,1 o con 1000 mg di farmaco, purché il farmaco sia sicuro anche ai dosaggi più elevati (indice terapeutico). Farmaci molto potenti possono dar luogo a inconvenienti per difficoltà di somministrazione dell'esatto dosaggio (diluizioni ecc). D'altra parte però, farmaci meno o poco potenti presentano maggiori problemi, quali possibili danni agli emuntori preposti per la loro eliminazione e maggiori possibilità di accumulo.

L'indice terapeutico viene definito come il rapporto tra TD50 ed ED50, cioè rapporto tra le dosi che inducono rispettivamente il 50% dell'effetto tossico massimo (TD50) ed il 50% dell'effetto desiderato massimo (o che producono l'effetto tossico e l'effetto desiderato nel 50% dei casi).

La *pendenza*, così come la fisionomia dell'intera curva, rispecchia il meccanismo d'azione di un farmaco. La ripidità della curva determina l'intervallo di dosaggi clinicamente utili. In presenza di effetti collaterali o tossici, la pendenza è determinante per l'indice terapeutico e per il margine di sicurezza.

Il parallelismo delle curve dose-effetto tra due farmaci significa che essi producono il loro effetto con lo stesso meccanismo. Gli anestetici locali appartenenti al gruppo delle pipecolil-xilidine, per esempio, hanno curve dose risposta di andamento molto simili ma sono posizionate in punti diversi sull'asse delle ascisse, indice di un meccanismo di azione uguale, ma di diverse caratteristiche farmacodinamiche, in particolare riguardo alla loro potenza relativa.

La *variabilità* è la conseguenza del fatto che l'effetto di un farmaco non è mai uguale in tutti i pazienti. La stessa dose potrebbe, infatti, avere effetti più o meno intensi nei diversi pazienti (variabilità verticale) oppure lo stesso effetto potrebbe essere ottenuto con dosi diverse (variabilità orizzontale) (Fig. 5).

Per paragonare la potenza di due farmaci occorre usare degli studi dose-risposta, che costruiscano clinicamente una curva dose risposta che permetta di valutare la ED50 o la EC50 dei due farmaci e, quindi, di calcolare la loro potenza relativa.

Gli studi comparativi tradizionali si prestano, invece, a valutare l'efficacia, la durata d'azione e la presenza di effetti secondari, ma non la potenza relativa tra due farmaci.

Gli studi dose risposta tradizionali permettono di quantizzare in modo appropriato sia la ED50 che la ED95, ma necessitano di un campione molto numeroso e possono porre problemi etici nel caso si vogliano studiare farmaci analgesici. Infatti, negli studi dose-risposta tradizionali i pazienti vengono suddivisi in più gruppi ai quali vengono somministrate dosi differenti di farmaco che occupano posizioni ben precise su quella che sarà la curva dose-risposta. Per definizione, quindi, in questo tipo di studi, alcuni dei gruppi ricevono un trattamento sicuramente inefficace od ai limiti inferiori dell'efficacia terapeutica (inferiore all'ED50), ed altri una dose eccessiva (superiore all'ED95). Essendo i gruppi costituiti mediamente da un numero relativamente grande di pazienti al fine di ottenere una significatività statistica dei risultati, numerosi pazienti subiranno un trattamento analgesico sicuramente inefficace od eccessivo nel corso dello studio.

Gli studi di tipo up-down si prestano invece molto bene alla determinazione dell'ED50, non necessitano di un campione elevato di pazienti e non espongono eccessivamente i soggetti studiati a trattamenti inefficaci o eccessivi. Essi posseggono inoltre, se ben strutturati, una alta efficienza statistica. Per questi motivi, il loro uso appare molto interessante nel campo dell'analgesia ostetrica, dove i requisiti sovraesposti sono indispensabili per una sperimentazione accettabile dalle partorienti.

Perché utilizzare il metodo MLAC?

L'uso di concentrazioni sovramassimali nell'ambito di studi comparativi tra anestetici locali, può far sì che differenze di potenza tra due anestetici locali possano non essere evidenziate.

Se si vogliono utilizzare studi clinici al fine di ottenere informazioni sui rapporti di potenza tra anestetici locali, appare assolutamente inappropriato l'uso dei classici design di studio, che considerano solamente l'efficacia di un trattamento. Gli studi che invece comprendono nel design, non solo i risultati efficaci del trattamento ma anche i fallimenti di questo (in questo caso quindi il mancato ottenimento dell'analgesia), riescono ad avere una sensibilità tale da permettere paragoni estremamente efficaci e precisi tra farmaci.

La scelta delle dosi di anestetici locali per l'analgesia epidurale in travaglio di parto mancava, fino a pochi anni fa, di un reale fondamento scientifico. La bupivacaina, infatti, veniva utilizzata spesso in combinazione con il fentanyl, ma i dosaggi venivano scelti arbitrariamente dall'anestesista senza una reale conoscenza del rispettivo contributo relativo all'efficacia analgesica complessiva.

Anni fa, infatti, la bupivacaina veniva impiegata in concentrazioni tali da bloccare tutti i tipi di fibre, comprese quelle motorie Aα, con risultante blocco motorio anche profondo, impedendo spesso la deambulazione e, talvolta, allungando in maniera significativa la durata del travaglio [4, 5].

Negli ultimi anni c'è stata una significativa riduzione nella concentrazione degli anestetici locali somministrati per l'analgesia epidurale per il travaglio di parto. L'utilizzo di concentrazioni sempre più diluite, infatti, può permettere la deambulazione materna durante il travaglio e ridurre il conseguente rischio di blocco motorio perineale contribuendo, così, ad un parto vaginale spontaneo.

La pratica clinica corrente ha, infatti, dimostrato come gli alti dosaggi precedentemente utilizzati siano stati indubbiamente eccessivi, dal momento che una buona analgesia può essere ottenuta con dosaggi anche di parecchio inferiori, con la sola differenza di una trascurabile riduzione della durata dell'analgesia.

L'utilizzo di miscele anestetiche con uguale efficacia per studi clinici comparativi porta inevitabilmente ad aumentare l'incidenza di effetti collaterali, senza permettere di stabilire la reale efficacia in termini di analgesia.

Molto spesso gli studi comparativi sono condotti senza avere la piena conoscenza della potenza relativa o delle curve dose risposta degli anestetici locali analizzati e questo porta spesso a risultati inconsistenti.

Gli anestetici locali sono, infatti, utilizzati a concentrazioni relativamente alte in molti studi, così che le differenze di potenza possono essere facilmente mascherate.

I classici studi finalizzati alla determinazione delle dosi da addottare per il travaglio sono spesso caratterizzati da diversi fattori limitanti. Il ricercatore, infatti, tende spesso a scegliere lui stesso le dosi da studiare, evitando quindi i paragoni tra dosi più basse e ritenute quindi insufficienti. In altre parole, vengono scelte, per paragonare due o più anestetici locali, dosi note per essere clinicamente efficaci.

Quando ciò si verifica, le differenze nella potenza analgesica non possono essere identificate correttamente e quando si ottiene un risultato non efficace (mancata analgesia), non è assolutamente chiaro se la causa di questo insuccesso possa essere il farmaco, la concentrazione o la dose utilizzata. L'introduzione nella pratica clinica corrente di oppioidi o di agonisti dei recettori adrenergici α2 ha aggiunto, poi, maggiori difficoltà nella comprensione del contributo dei differenti fattori nella produzione dell'analgesia stessa.

Un esempio di studio tradizionale che può chiarire quali siano i conseguenti problemi di interpretazione è quello di Yau e coll. [6].

Lo scopo di questo studio era quello di paragonare l'efficacia di miscele differenti di bupivacaina e fentanyl per via epidurale per l'analgesia del travaglio di parto. Duecentodue partorienti sono state divise in 7 gruppi a cui venivano somministrati 8 mL di una soluzione anestetica, come mostrato nella Tabella 1.

I gruppi 1 e 7 furono abbandonati, a causa di una troppo alta incidenza di analgesie inefficaci, mentre non furono riportate alcune differenze tra le

Tabella 1. Studio tradizionale che valuta l'efficacia di diverse concentrazioni di bupivacaina con o senza l'aggiunta di dosi differenti di fentanyl

Gruppi	Anestetico locale (8 mL)
1	Bupivacaina 0.125%
2	Bupivacaina 0.125% + fentanyl 50 mcg
3	Bupivacaina 0.125% + fentanyl 100 mcg
4	Bupivacaina 0.25%
5	Bupivacaina 0.25% + fentanyl 50 mcg
6	Bupivacaina 0.15% + fentanyl 100 mcg
7	Fentanyl 100 mcg

5 soluzioni studiate, sia per quanto riguarda l'efficacia che per la durata dell'analgesia.

Ai gruppi 4 e 5 erano state somministrate concentrazioni doppie di bupivacaina rispetto a quelle dei gruppi 2 e 3, senza alcun beneficio apparente. In tutti i gruppi le partorienti avevano comunque ricevuto una buona analgesia, a prescindere da dose e concentrazione di bupivacaina e dall'aggiunta o meno di oppioide. Ciò fa pensare che le concentrazioni anestetiche utilizzate in questo studio rappresentino tutte concentrazioni sovramassimali. Studi di questo tipo che impiegano concentrazioni e/o dosi di anestetici sovramassimali, come detto precedentemente, possono difficilmente fornire informazioni riguardo alla loro reale efficacia.

Dal momento che in questo studio la bupivacaina si era mostrata ugualmente efficace, sia con l'aggiunta di fentanyl che senza, il contributo che il fentanyl poteva fornire all'analgesia prodotta dalla bupivacaina stessa non poteva essere quindi valutabile, lasciando così irrisolta la domanda posta dallo studio stesso.

Un altro esempio è quello dello studio di Eddleston e coll. [7] che hanno esaminato 104 donne in travaglio di parto dividendole in due gruppi a cui veniva somministrata bupivacaina allo 0.25% o ropivacaina allo 0.25%. Usando il VAPS come misura dell'analgesia, questo studio concludeva che i due anestetici locali erano in grado di garantire un grado simile di analgesia. Tuttavia Yau e coll. [6] nello studio precedente avevano dimostrato che la bupivacaina 0.25% rappresentava una concentrazione eccessiva. Perciò, anche se la ropivacaina non fosse stata ugualmente potente rispetto alla bupivacaina, a queste concentrazioni così elevate è fortemente presumibile che essa avrebbe garantito una analgesia comunque efficace. Per far sì che si evidenziassero differenze tra i due farmaci, alle concentrazioni usate nello studio sopracitato, la ropivacaina sarebbe dovuta essere estremamente meno potente della bupivacaina.

Lo studio indubbiamente più rappresentativo è stato effettuato da Zaric e coll. [8] su volontari sani. Questo prevedeva la somministrazione a 4 differenti gruppi, di una dose di carico epidurale costituita da 10 ml seguita da infusione continua di 10 ml/h di ropivacaina allo 0.1%, 0.2% o 0.3% o di bupivacaina 0.25% per 21 ore consecutive.

I risultati dello studio evidenziavano un minimo blocco motorio negli arti inferiori con la ropivacaina 0.1%, che aumentava con concentrazioni maggiori di 0.2-0.3%, ma che era ancor più evidente con la bupivacaina 0.25% rispetto a tutte le altre concentrazioni di ropivacaina. Lo studio ha inoltre dimostrato che l'estensione e la durata del blocco sensitivo prodotto dalla ropivacaina era direttamente proporzionale alla sua concentrazione e, comunque, sempre inferiore a quello della bupivacaina 0.25%.

Questo risultato ci dimostra ancora una volta come l'utilizzo di dosi più basse di anestetico locale possa evidenziare differenze in potenza che non sono evidenziabili alle dosi più elevate comunemente utilizzate negli studi tradizionali.

Se paragonassimo i risultati ottenuti da studi che hanno usato alte concentrazioni di ropivacaina, per esempio allo 0.5% o allo 0.75%, quali quelli sul taglio cesareo [9, 10], con quelli in cui sono state utilizzate concentrazioni più basse, come nel caso dello studio della Zaric, potremmo vedere come solo in quest'ultimo caso è stato possibile evidenziare differenze significative, soprattutto nel blocco sensitivo. D'altronde è cosa nota che questa famiglia di anestetici locali, le pipecolil-xilidine, produce blocco sensitivo (analgesia) a concentrazioni più basse di quelle necessarie per produrre blocco motorio. Le curve concentrazione/effetto per il blocco motorio, quindi, sono spostate verso destra rispetto a quelle per il blocco sensitivo. Se consideriamo la classica forma sigmoide della curva concentrazione/effetto e postulando (come è stato poi dimostrato) che la ropivacaina sia meno potente della bupivacaina, diventa chiaro quanto segue. Se due anestetici locali vengono paragonati a dosi sovramassimali per il blocco sensitivo (per esempio ropivacaina e bupivacaina), apparentemente si evidenzierà una notevole differenza nel blocco motorio tra i due farmaci ma uguale efficacia analgesica. Dall'altro lato, però, se vengono paragonati gli stessi farmaci a concentrazioni più basse, come per esempio nello studio della Zaric [8], risulterà evidente una minima differenza (trascurabile) nel blocco motorio, ma la differenza nel blocco sensitivo sarà finalmente smascherata (Fig. 6). Paragonare, quindi, ropivacaina e bupivacaina a dosi sovramassimali potrebbe indurre a concludere che la ropivacaina produca meno blocco motorio della bupivacaina, mentre se si paragonano i due farmaci a concentrazioni minori, si evidenzia come in realtà le differenze di comportamento clinico siano da attribuire ad una minore potenza della ropivacaina. La curva di quest'ultima, infatti, è spostata verso destra rispetto alla bupivacaina.

Queste considerazioni ci portano a concludere che tutti gli studi comparativi tra due anestetici locali non possono dare alcun risultato attendibile per quanto riguarda la potenza relativa del farmaco e che dovrebbero, perciò, paragonare i due farmaci a *dosi equipotenti*.

Ed è per questo motivo che un gruppo di sperimentatori ha introdotto la metodologia up-down per lo studio della potenza relativa degli anestetici locali.

Curve dose-effetto logaritmiche per il blocco sensitivo (linea continua)
e motorio (linea tratteggiata)

Dose A: minimo blocco motorio per entrambi i farmaci, marcata differenza nel blocco sensitivo

Dose B: minima differenza nel blocco sensitivo, minor blocco motorio per il farmaco meno potente

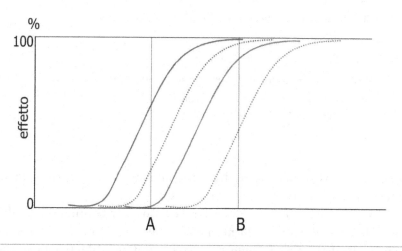

Fig. 6. Curve dose-risposta ipotetiche per il blocco sensitivo (linea continua) e motorio (linea tratteggiata) per due anestetici locali, uno meno potente dell'altro. In corrispondenza della dose *B* (dose sovramassimale), si osserva una differenza trascurabile nel blocco sensitivo tra i due anestetici ma meno blocco motorio con l'anestetico meno potente. Alla dose *A* (dose bassa) si osserva un blocco motorio trascurabile per entrambi i farmaci ma una chiara differenza nel blocco sensitivo

Il metodo

Il metodo up-down applicato agli studi in analgesia ostetrica ha permesso la determinazione delle potenze relative degli anestetici locali usati in travaglio, la valutazione degli effetti analgesici o sul blocco motorio degli anestetici locali e gli effetti dei vari adiuvanti (ad esempio oppioidi o clonidina) sugli anestetici locali stessi (vedi schema).

I criteri di inclusione di un tipico studio di questo genere sono riportati nella Tabella 2.

Il metodo originale [11] prevede la somministrazione della soluzione di anestetico locale da studiare in concentrazioni variabili (con conseguente

Tabella 2. Metodo MLAC (criteri di inclusione)

- Partorienti ASA I o II > 36 sett di gestazione che richiedono analgesia epidurale
- Dilatazione cervicale < 5 cm (preferibilmente da 3 a 5)
- Nessuna precedente assunzione di oppioidi od altri analgesici
- Cateterino epidurale collocato a livello degli spazi L2/L3 o L3/L4
- Perdita di resistenza con mandrino liquido (massimo 2 ml)
- No dose test epidurale o endovenosa
- Boli di 20 ml della soluzione in esame somministrati in 5 minuti
- VAPS valutato a 0, 15, 30 minuti
- Efficacia definita come un VAPS 10mm/100mm
- Operatore non a conoscenza della concentrazione somministrata e preparata da terzi
- Concentrazione successiva determinata dalla risposta della partoriente precedente alla concentrazione maggiore o minore di anestetico

variazione consensuale della dose somministrata) e determinate dalla risposta avuta nella partoriente precedente.

Il volume della soluzione da studiare è fisso e per gli studi sull'analgesia epidurale è usualmente di 20 ml. La concentrazione iniziale è arbitrariamente scelta dallo sperimentatore, in base a studi precedenti oppure a studi preliminari open.

L'intervallo tra le concentrazioni da somministrare è predeterminato dal metodo statistico (vedi oltre). L'*end point* deve essere valutabile in modo binario ed inequivocabile, ad esempio la presenza o l'assenza dell'analgesia o di qualsiasi altra variabile da esaminare.

La valutazione dell'analgesia viene eseguita con la scala analogica visiva (VAPS). Il VAPS consiste in un righello millimetrato su cui è disegnata da un lato una scala da 0 a 100 e dall'altro gli estremi della scala con la dicitura "nessun dolore" e "massimo dolore immaginabile". Il righello è dotato di un cursore. Muovendo il cursore la partoriente è in grado di indicare la quantità di dolore percepito senza vedere il punteggio relativo. Lo sperimentatore può, così, quantificare numericamente il dolore segnalato dalla partoriente.

Dopo la somministrazione della soluzione in studio, si possono ottenere tre tipi di risposta:

Efficace: Viene definita una partoriente avente un VAPS uguale o minore di 10 mm (misurato all'apice della contrazione) dopo la somministrazione della soluzione-test dell'anestetico locale in studio, valutato durante l'apice di una contrazione uterina dolorosa entro 30 o 60 min dalla somministrazione della soluzione-test stessa. Un risultato efficace determina una diminuzione della concentrazione del farmaco in esame per la partoriente successiva.

Il motivo per cui si è deciso di considerare efficace un VAPS < 10 mm, anche se è stato dimostrato che la partoriente si sente a proprio agio con un VAPS < 30 mm [12], è dovuto al fatto che la determinazione dell'ED_{50} richiede sempre una risposta binaria e chiara, per cui considerando valori di VAPS molto bassi la risposta è senz'altro più precisa ed inequivocabile.

Inefficace: Viene così definita una partoriente avente un VAPS maggiore di 10 mm misurato all'apice di una contrazione uterina dolorosa entro 30 o 60 min dalla somministrazione della soluzione-test. In questo caso viene subito somministrata una "dose di salvataggio" (costituita da una soluzione standard di anestetico locale sicuramente efficace), per confermare che l'inefficacia del trattamento era dovuta al mancato effetto antalgico della soluzione in studio e non ad altre cause, quale ad esempio il malposizionamento del cateterino epidurale.

Questa risposta determina un aumento della concentrazione del farmaco in esame per la partoriente successiva.

Reject: Quando la "dose di salvataggio" non riesce a garantire una analgesia efficace, cioè un VAPS pari o minore di 10, o si è in presenza di dolore localizzato, monolaterale, segmentale o perineale, indicante cioè una diffusione anomala della soluzione epidurale, la partoriente viene classificata come *reject* e questo fa sì che alla partoriente successiva venga somministrata la stessa dose della partoriente precedente.

La presenza di dolore, malgrado la somministrazione della dose di salvataggio, infatti, potrebbe indicare un malposizionamento del cateterino epidurale oppure una variazione della situazione ostetrica della partoriente.

Nel caso in cui la dilatazione cervicale o la posizione della parte presentata sia cambiata dal momento dell'esecuzione dell'epidurale (e quindi dalla somministrazione del farmaco) alla determinazione del VAPS a 30 min, l'inefficacia del trattamento può essere dovuta al maggior dolore che la improvvisa progressione del travaglio può aver determinato ed è, quindi, considerata causa di esclusione dallo studio.

La situazione ostetrica deve essere, quindi, accuratamente standardizzata rispettando, quindi, rigorosamente i criteri di inclusione espressi nella Tabella 2.

Lo studio termina con l'ottenimento del risultato (efficace/inefficace/ *reject*) e l'analgesia epidurale viene proseguita con le usuali dosi standard.

Da un punto di vista etico, alle partorienti viene proposta una dose di farmaco che al massimo risulterà inefficace in un limite temporale non di molto superiore a quello cui sarebbe stata efficace una dose epidurale standard e si garantisce, comunque, una analgesia efficace appena è terminata la valutazione della soluzione in studio e per tutto il proseguimento del travaglio stesso.

Valutazione dell'analgesia

Efficace: VAPS ≤ 10mm entro 30 minuti. Comporta la diminuzione della concentrazione dell'anestetico locale per la partoriente successiva → Fine dello studio, si prosegue con il regime standard.

Inefficace: VAPS ≥ 10mm entro 30 minuti. Comporta l'aumento della concentrazione dell'anestetico locale per la partoriente successiva (e la somministrazione di una dose di salvataggio epidurale standard) → Fine dello studio, si prosegue con il regime standard.

Reject: VAPS ≥ 10mm entro 30 minuti che non risponde alla dose di salvataggio epidurale, comporta la ripetizione della dose per la partoriente successiva → Fine dello studio, considerare l'eventuale posizionamento del cateterino e proseguire con il regime standard.

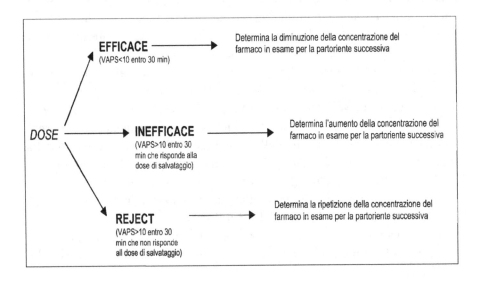

Analisi statistica

Allocazione sequenziale

Come già detto, questo metodo prevede che la risposta debba essere binaria (si-no; efficace-inefficace) e l'entità della variabile presa in esame (dosi, volumi o concentrazioni di anestetico locale) deve variare conseguentemente in modo up-down nei test successivi.

Gli esperimenti di questo tipo prevedono che non sia possibile attuare più di una determinazione per ciascun paziente. Una volta che è stato condotto il test, infatti, le caratteristiche del campione risultano alterate.

Con il metodo dell'allocazione sequenziale le dosi test somministrate alle partorienti sono concentrate automaticamente intorno al valore di concentrazione efficace nel 50% dei casi (EC50 ± 1 DS).

È proprio questa particolarità che rende questo metodo altamente affidabile dal punto di vista statistico, tanto da aumentare la precisione della stima dell'EC50 e permettere una riduzione notevole del campione da analizzare. In altre parole, per una data accuratezza statistica, il metodo up-down richiede molti meno test rispetto ad un metodo statistico standard, in cui le dosi da somministrare ai vari gruppi di pazienti (di uguale numerosità) sono fissate ad intervalli prestabiliti.

La riduzione del numero di osservazioni può essere di circa il 30-70%. Usualmente, dato un intervallo tra le dosi compreso entro 2 deviazioni standard, è necessario un numero di osservazioni pari a 30-35 soggetti.

Condizioni della sperimentazione

L'analisi statistica dei dati ottenuti può essere abbastanza semplice, a condizione che la sperimentazione soddisfi determinate caratteristiche. Solo se queste condizioni vengono rigorosamente rispettate, è possibile utilizzare con un'ottima accuratezza statistica questo metodo di analisi.

1) Controllo delle variabili di disturbo: variabili ostetriche

Una delle principali critiche fatta agli studi di tipo MLAC è quella che la potenza relativa è calcolata in modo istantaneo, in uno spazio temporale molto ristretto, durante un processo dinamico quale è quello del travaglio. Il dolore del travaglio di parto, infatti, si modifica durante il corso del travaglio stesso per intensità e distribuzione. Vi sono poi molti fattori materni e fetali che possono contribuire a rendere un travaglio più o meno doloroso. Tra questi la parità, la dilatazione cervicale e la progressione della parte presentata, la contemporanea somministrazione di ossitocina, l'induzione del travaglio con prostaglandine e/o farmaci ossitocici.

Negli studi iniziali questi fattori non erano stati presi in considerazione e ciò ha esposto la metodologia ad alcune critiche da parte dei suoi detrattori. Più recentemente, il metodo MLAC si è andato affinando ed i ricercatori hanno considerato nei criteri di inclusione od esclusione dallo studio anche i fattori ostetrici. Ad esempio, tra le cause di ripetizione della dose (*reject*) viene inclusa anche la troppo rapida progressione del travaglio. Questo ha portato ad una maggiore riproducibilità ed attendibilità degli studi eseguiti durante il travaglio, in quanto si paragonano travagli con dinamiche simili o più omogenee possibili, escludendo tutti quei fattori ostetrici che possono alterare l'intensità del dolore e rendere quindi meno paragonabili i campioni presi in esame.

Alcuni degli studi MLAC più recenti hanno addirittura confermato ciò che la pratica clinica e le precedenti evidenze scientifiche avevano ipotizzato e, cioè, che il dolore del travaglio aumenta proporzionalmente al progredire del travaglio stesso e che i travagli indotti e distocici sono più dolorosi di quelli spontanei. Inoltre, vi sono evidenze che dimostrano che le caratteristiche del dolore del travaglio sono differenti nella primipara e nella multipara [13] e, quindi, occorrerebbe tener conto anche della parità quando si voglia valutare la potenza relativa di due farmaci. Alcune delle discrepanze nei risultati che sono state riportate da alcuni recenti studi che hanno usato il metodo MLAC, possono essere attribuibili ad una poco attenta selezione delle partorienti ammesse allo studio oppure alla troppo poca considerazione che gli autori hanno avuto per le variabili ostetriche che possono modificare la percezione dolorosa e la sua valutazione nel corso dello studio stesso.

Sembra ragionevole, quindi, standardizzare la progressione del travaglio e arruolare solo le donne che presentano una dilatazione cervicale simile ed escludere quelle che con VAPS inferiore a 30 (intervallo 0-100 mm).

2) Distribuzione normale della variabile

In primo luogo, l'analisi richiede che la variabile in esame sia distribuita in modo normale. Nella pratica, la variabile in studio raramente si distribuisce nel predetto modo. È quindi spesso necessario che la variabile in esame venga trasformata in una che abbia una distribuzione normale. Molto spesso questa condizione si ottiene con la trasformazione logaritmica della variabile.

3) Dose di partenza ed intervallo tra le dosi

Il valore statistico degli studi up-down dipende dalla scelta della dose iniziale di farmaco e dall'intervallo tra le dosi successive, parametri scelti dai
ricercatori. La precisione del valore di MLAC ottenuto, risulta ridotta se la
dose iniziale testata non si approssima all'ED50 e se l'intervallo tra le dosi
successive non si avvicina alla deviazione standard della ED50.

La dose di partenza, quindi, dovrebbe essere scelta in stretta prossimità
al valore di ED50 stimato. L'intervallo tra le dosi, che rimane fisso, invece,
deve essere compreso tra 0.5 e 2 deviazioni standard del valore di ED50
ottenuto (affinché la stima sia ancora più precisa, l'intervallo tra le dosi
dovrebbe essere molto vicino al valore della deviazione standard).

Il ricercatore dovrebbe essere in grado di stimare (grossolanamente) in
anticipo la deviazione standard della variabile, eventualmente precedentemente trasformata in maniera logaritmica e caratterizzata, quindi da una
distribuzione normale. Gli sperimentatori possono trarre queste informazioni molto spesso da studi preliminari con risultati piuttosto soddisfacenti, altrimenti rischiano di ottenere un valore di ED50 con una deviazione
standard troppo ampia, così da rendere poco precisa la sua stima. In questo
caso, il valore ottenuto non ha alcun significato statistico e la sequenza deve
essere ripetuta.

In alternativa, può essere utilizzata una sequenza pilota per stimare in anticipo l'EC50 e la variabilità dei dati. L'intervallo tra le dosi può eventualmente essere aggiustato durante l'esecuzione dello studio per aumentare le precisione.

4) Calcolo della concentrazione minima efficace

In tutti i tipi di studio di questo tipo, il numero dei risultati efficaci sarà
simile a quello degli inefficaci. Il numero degli inefficaci ad un determinato
livello, infatti, non potrà differire di più di 1 dal numero degli efficaci in corrispondenza del successivo livello più alto.

L'EC50 e la conseguente deviazione standard possono essere calcolati
usando la formula di Dixon e Massey [1]. Negli studi MLAC, la mediana
delle concentrazioni e la deviazione standard sono calcolate prendendo in
considerazione i risultati che ricorrono meno frequentemente (cioè il
numero degli efficaci rispetto agli inefficaci). Se questo numero è costituito
da risultati inefficaci, la mediana della concentrazione viene calcolata addi-
zionando alla media la metà dell'intervallo tra le somministrazioni per
ottenere l'EC50. Se, invece, i risultati che ricorrono meno frequentemente
sono costituiti da risultati efficaci, la mediana deve essere calcolata sot-

traendo alla media la metà dell'intervallo tra le somministrazioni.

La stima dell'EC50 e della deviazione standard è basata sulla misurazione della media (y) e della varianza (s^2_y) sui valori osservati (n_i). In questo caso, il valore stimato di μ, detto x viene calcolato come segue:

x = y + d/2 nel caso il numero degli efficaci sarà maggiore degli inefficaci (dove d rappresenta l'intervallo tra le dosi o concentrazioni)

x = y - d/2 nel caso il numero degli efficaci sarà minore degli inefficaci

La stima della deviazione standard sarà:
s = 1.620d (s^2_y/d^2 + 0.029)

C'è da osservare come, nonostante sia una funzione lineare di s^2_y, esso fornisce una stima della deviazione standard, non il suo valore al quadrato.

5) Precisione

La stima della precisione (SEM, 95% CI) dell'EC50 ha incontrato qualche controversia. Intuitivamente potrebbe apparire ragionevole utilizzare il metodo standard della regressione utilizzando la trasformazione *probit* o *logit*. In realtà, a causa del fatto che la concentrazione applicata ad ogni partoriente dipende dal risultato della partoriente precedente, l'indipendenza delle osservazioni è stata messa in discussione, fattore basilare nella assunzione della analisi di regressione. È possibile che una concentrazione che viene testata possa indurre un errore (bias) nella selezione dei successivi partecipanti allo studio o nel risultato che ci si aspetta. L'arruolamento dei partecipanti e la valutazione dell'efficacia dovrebbe, quindi, essere in doppio-cieco rispetto alla concentrazione che viene testata e rispetto allo stato della sequenza up-down. Inoltre, usando due o più sequenze simultaneamente, i partecipanti possono essere randomizzati ad un particolare gruppo che riceve un differente trattamento. Dixon and Massey hanno descritto un metodo alternativo all'analisi di regressione.

6) Misura del campione

La stima della numerosità del campione per la tecnica up-down è simile ai metodi usuali per altri tipi di studio, ad eccezione del fatto che sono necessari circa la metà o meno dei partecipanti. Come già detto, questo è possibile perché la stima di EC50 ($\pm$ 1 ds), SEM, e IC 95% è basata sul numero e la distribuzione dei risultati che occorrono meno frequentemente, che saranno, in ogni sequenza MLAC, approssimativamente il 50% delle osservazioni.

7) Modifiche

Possono insorgere problemi quando si ottiene un test efficace ad una concentrazione pari a 0. Questo inconveniente si è verificato in uno studio del gruppo della Polley, in cui veniva valutato l'effetto dell'aggiunta di diverse dose di sufentanil alla bupivacaina per via epidurale [14]. Nella ricerca sopracitata, infatti, dato che l'aggiunta di due diverse dosi di sufentanil alla bupivacaina 0,01% producevano un risultato efficace, e dato che l'intervallo tra le concentrazioni era pari a 0,01%, la partoriente successiva avrebbe dovuto ricevere una dose di bupivacaina pari a 0. L'unica soluzione, in questo caso, è di considerare come valore minimo almeno 0.005%, perché questo valore corrisponde alla metà dell'intervallo tra le dosi. Nel caso in esame, se il risultato che occorre più frequentemente è costituito da inefficaci, come nel caso della concentrazione pari a 0, allora il valore della mediana sarà pari a 0 e sarà corretto aggiungendo la metà dell'intervallo pari allo 0.01%. Ciò accade, nonostante i dati ottenuti suggerirebbero un valore di EC50 minore di 0. Un compromesso che può essere applicato in questo caso consiste nel considerare, per il calcolo dell'EC50, i risultati efficaci anche se di numero inferiore agli inefficaci. Tale espediente permette il ritorno di risultati negativi e la possibilità che l'EC50 possa occorrere a concentrazioni di bupivacaina minori di 0.

8) Variabilità

Nel caso dello studio sull'effetto risparmio del sufentanil sull'EC50 della bupivacaina [14] si presentava un altro problema: era stata riscontrata una differenza significativa ($P < 0.0001$ con test di Bartlett) nei valori della varianza riguardo all'effetto dose dipendente del sufentanil, cosa che infrange l'assunzione richiesta per l'utilizzo dell'analisi della varianza parametrica. Ciò può essere in parte spiegato dall'effetto del raggiungimento di una concentrazione pari a 0 nel gruppo della bupivacaina sulla varianza. È, comunque, possibile che la risposta al sufentanil sia soggetta a varianze differenti. Dal momento che non è possibile applicare una trasformazione *post hoc* per il metodo di Dixon & Massey (a causa degli intervalli fissi tra le dosi) nello studio è stata applicata una analisi di Kruskal-Wallis.

Come utilizzare correttamente il metodo MLAC

Nonostante il metodo MLAC sia sensibilmente efficace nelle determinazioni della concentrazione o della dose mediana, questa non rappresenta solitamente un buon metodo per la valutazione di valori alti o bassi relativi alla curva dose risposta, quali l'EC99 o l'EC25, a meno che non si sia assicurata una distribuzione normale della popolazione in un ampio intervallo e non si sia ottenuto un valore di EC50 con una deviazione standard piccola.

Nessun metodo che si avvale della distribuzione normale può essere utilizzato per determinare punti estremi nelle curve dose-risposta perché queste stime e percentili dipendono in maniera critica dall'assunzione di normalità.

In alcune sperimentazioni cliniche, è possibile attuare semplici trasformazioni che rendono normale la variabile in esame nella regione della media (molto spesso trasformazioni logaritmiche). La trasformazione dei valori estremi della distribuzione (code) è, invece, un procedimento difficilmente praticabile. In questo caso, infatti, sarebbe necessario allargare notevolmente lo studio, attuando migliaia di osservazioni.

Fattori molto importanti per l'efficacia statistica del metodo MLAC sono:
- La determinazione della dose iniziale del farmaco (scelta dallo sperimentatore)
- Gli intervalli successivi tra le dosi (scelti dallo sperimentatore)

Gli studi iniziali su farmaci possono, infatti, necessitare di un maggior numero di partecipanti od essere caratterizzati da una minore precisione statistica dell'EC50 (e richiedere la ripetizione dello studio) se:
- La dose iniziale è molto distante dall'EC50
- L'intervallo tra le dosi successive non si avvicina alla deviazione standard dell'EC50
- Le variabili ostetriche non sono state accuratamente selezionate

Dal momento che con questo tipo di metodo si può determinare un solo *outcome* a risposta binaria (si/no; analgesia/dolore) non si possono valutare altri tipi di variabili quali l'*onset* e la durata del farmaco ed i suoi effetti collaterali, in quanto con il metodo dell'allocazione sequenziale ogni paziente riceve una dose di farmaco determinata dalla risposta della paziente precedente e non una dose fissa, come avviene negli altri tipi di studi. Per valutare, infatti, gli effetti collaterali di un farmaco, la sua durata di azione o l'*onset* si deve ricorrere ai tradizionali studi dose-risposta.

Il metodo MLAC: studi clinici

Applicazioni del metodo MLAC

Determinazione di:
- Concentrazione minima efficace e potenze relative dei vari anestetici locali per l'analgesia epidurale nel primo stadio del travaglio di parto
- Relazione dose-concentrazione-volume (epidurale ed intratecale)
- Fattori che influenzano il consumo degli anestetici locali
- Effetto risparmio degli oppioidi sul MLAC degli anestetici locali
- Sito di azione degli oppioidi
- Dose minima efficace e potenza relativa degli oppiacei
- Effetto dell'aggiunta di adiuvanti sul consumo degli anestetici locali
- Dose minima efficace per il blocco motorio (epidurale od intratecale)
- Dose analgesica minima efficace intratecale
- Dose anestetica minima efficace

Concentrazione minima efficace e potenze relative dei vari anestetici locali per l'analgesia epidurale del primo stadio del travaglio di parto

MLAC e potenza relativa di bupivacaina e lidocaina

I primi anestetici locali valutati con il metodo MLAC sono stati la bupivacaina e la lidocaina [11]. I valori di MLAC per la bupivacaina e la lidocaina sono risultati pari a 0.065% e 0.37%, rispettivamente. In questo caso, il

MLAC è stato determinato considerando i risultati inefficaci, dato che questi sono stati osservati meno frequentemente (e considerata l'assunzione della normalità della distribuzione). Le sequenze MLAC per la bupivacaina e la lidocaina sono rappresentate, rispettivamente, nelle Figure 7, 8.

Il dato interessante da tenere in considerazione è che la potenza analgesica della bupivacaina è risultata 5.7 volte superiore a quella della lidocaina, valore ben diverso dal tradizionale rapporto di 4:1 riportato dalla letteratura precedente [15, 16] (con un rapporto molare di 7). La determinazione dei valori stimati per la costruzione dell'andamento della curva dose risposta ha mostrato un valore di EC95 (potenza anestetica) per la bupivacaina e la lidocaina pari a 0,129% e 0,52%, rispettivamente, in completo accordo con il tradizionale rapporto di potenza pari a 4:1.

La cosa sorprendente di questi risultati è che da questo studio appare come la potenza relativa vari tra i due farmaci in maniera concentrazione-dipendente e che la bupivacaina sia ancor più potente della lidocaina quando paragonata a basse concentrazioni (Tabella 3).

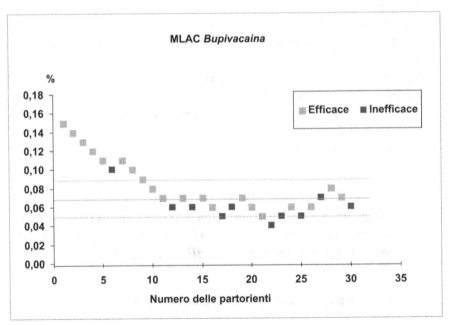

Fig. 7. Sequenza up-down della Bupivacaina per l'analgesia epidurale nel primo stadio del travaglio di parto. Nella figura vengono rappresentati il valore di EC50 (linea continua) con gli intervalli di confidenza (IC) (linea tratteggiata). Il valore di MLAC per la bupivacaina è pari a 0.065% (IC: 0.045-0.085)

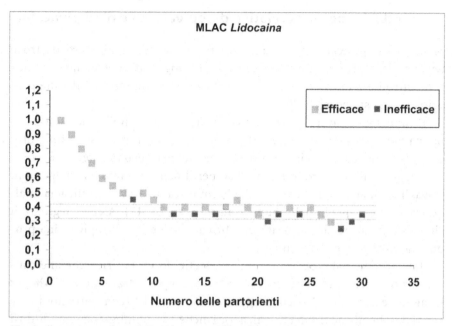

Fig. 8. Sequenza up-down della Lidocaina per l'analgesia epidurale per il primo stadio del travaglio di parto. Nella figura sono rappresentati il valore di EC50 (linea continua) con gli intervalli di confidenza (IC) (linea tratteggiata). Il valore di MLAC per la lidocaina è pari a 0.37% (IC: 0.32-0.42)

Da questi risultati si comprende come la reale potenza della bupivacaina sia stata sottostimata e, cosa molto più importante, i rapporti di potenza analgesica siano da differenziare da quelli anestetici. Questo fattore è da tenere in considerazione quando si vogliano paragonare gli anestetici locali rispetto agli effetti secondari che producono, quali per esempio il blocco motorio.

Tabella 3. EC50 ottenuto con il metodo up-down e valori stimati lungo la curva concentrazione risposta. Come si può notare la potenza relativa anestetica corrisponde all'EC95, mentre quella analgesica è variabile a seconda del punto della curva a cui si riferiscono

Concentrazione efficace (%)	Bupivacaina %	Lidocaina %	Potenza relativa
95	0.129	0.52	4.0
90	0.115	0.49	4.3
75	0.091	0.43	4.7
50 (MLAC)	*0.065*	*0.37*	*5.7*
25	0.039	0.31	7.9
10	0.015	0.25	16.7

MLAC e potenza relativa di ropivacaina e di bupivacaina

Mentre la bupivacaina è una mistura racemica di enantiomero destro e levogiro, la ropivacaina è un enantiomero levogiro puro e, come è noto, è stata introdotta in commercio per la sua ridotta cardiotossicità dovuta proprio alla sua stereoselettività.

Il vantaggio di avere un anestetico locale del tutto simile alla bupivacaina ma molto meno tossico, ha fatto sì che la ropivacaina sia stata fin dall'inizio della sua commercializzazione, proposta per l'uso in ostetricia.

I primi studi riguardanti il suo uso per il taglio cesareo e l'analgesia in travaglio di parto concludevano che la ropivacaina aveva un'efficacia analgesica simile a quella della bupivacaina [7, 10, 11, 17]. Alcuni degli studi riportavano anche che, a parità di efficacia analgesica, la ropivacaina produceva un blocco motorio minore.

Tali ricerche paragonavano i due anestetici locali tali ricerche alle concentrazioni sicuramente efficaci (0.25% o 0.5% per il travaglio e 0.75% per il taglio cesareo, peraltro con l'aggiunta di oppioidi) (concentrazioni cioè sovramassimali, sicuramente efficaci). Poiché la somministrazione di dosi sovramassimali, corrispondenti alla parte alta della curva dose-risposta produce una risposta terapeutica nella grande maggioranza dei casi, se si vuole sapere quale dei due farmaci da paragonare sia il più potente, occorre paragonarli non a dosi terapeutiche ma alle dosi alle quali si ha il 50% della risposta, cioè alla loro ED50. Il fatto che gli studi iniziali che paragonavano la ropivacaina e la bupivacaina fossero stati eseguiti a dosi e concentrazioni pienamente terapeutiche od addirittura eccessive (come nel caso della bupivacaina allo 0.5% o allo 0.25% per l'analgesia in travaglio di parto), ha indotto a credere che i due farmaci fossero equipotenti e andassero, quindi, usati alla stessa concentrazione.

Gli studi seguenti hanno paragonato i due anestetici locali in concentrazioni più basse quali lo 0.125% o 0.0625% [18-20], ma associati ad oppiacei, aumentando ancor di più la confusione interpretativa dei loro risultati. Infatti, la contemporanea somministrazione di un oppiaceo per via epidurale può mascherare un'insufficienza dell'effetto analgesico dell'anestetico locale e/o può avere effetti di sommazione in termini di latenza, efficacia e durata d'azione [21]. In sostanza, non è possibile valutare l'efficacia (o la potenza) dell'anestetico locale, se simultaneamente si somministra un oppioide che produce altrettanta analgesia oppure integra la scarsa analgesia prodotta dalla bassa concentrazione dell'anestetico locale.

Nel 1999 due studi, uno americano [22] ed uno italiano [23], usando la metodologia MLAC, hanno invece evidenziato come le EC50 dei due farmaci siano diverse e come la ropivacaina sia mediamente il 40% meno potente della bupivacaina. Le curve concentrazione-risposta dei due anestetici sono mostrate nella Figura 9.

È interessante notare come questi studi, pur essendo condotti separatamente in due centri diversi su popolazioni di differenti partorienti, abbiano fornito gli stessi risultati (Tabella 4).

Poiché determinare la potenza di un farmaco in termini di mg/ml può sopra- o sotto-stimare i risultati, in uno degli studi è stata calcolata anche la potenza su base molare che, pur risultando lievemente inferiore (0.57 invece che 0.60), conferma sostanzialmente che la ropivacaina è meno potente della bupivacaina. La marginale riduzione del rapporto di potenza molare è dovuta al fatto che la ropivacaina, che è un propyl-derivato, ha un gruppo BCH_2 in meno della bupivacaina che è un butil-derivato, per cui ci sono relativamente più molecole di ropivacaina per grammo.

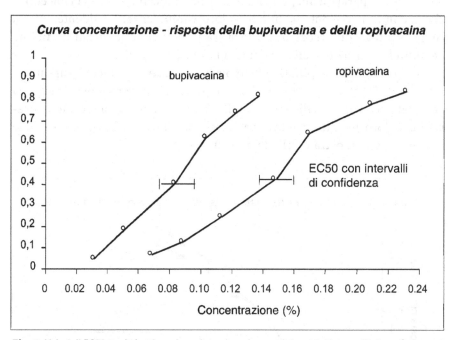

Fig. 9. Valori di EC50 per la bupivacaina e la ropivacaina con i rispettivi intervalli di confidenza al 95%. Curve logaritmiche derivate concentrazione-risposta

Tabella 4. Valori di MLAC e potenza relativa della bupivacaina e della ropivacaina

MLAC	Ropivacaina	Bupivacaina	Potenza relativa
Polley [22]	0.111	0.067	0.6
Capogna [23]	0.156	0.093	0.6

Successivamente, studi comparativi tradizionali hanno impiegato concentrazioni di anestetico locale più compatibili con la attuale pratica clinica (0.125%, 0.0625%) ed hanno confermato clinicamente i dati provenienti dagli studi MLAC, dimostrando l'uguale efficacia dei due farmaci, quando questi vengano paragonati a concentrazioni equipotenti, ad esempio bupivacaina 0.06% vs ropivacaina 0.1% [24].

MLAC e potenza relativa di bupivacaina e levobupivacaina

Studi su animali hanno dimostrato come la levobupivacaina, cioè l'enantiomero levogiro della bupivacaina, sia meno tossica sia della miscela racemica che dell'enantiomero destrogiro della bupivacaina [25]. Questi esperimenti hanno paragonato, però, i due anestetici locali alla stessa concentrazione, dando per scontato, quindi, la loro equipotenza. È evidente, infatti, come eventuali differenze di potenza tra i due anestetici locali invalidino del tutto l'applicazione clinica dei risultati tossicologici.

Per questo Lyons e coll. [26] hanno rilevato, usando il metodo up-down, il valore di EC50 di levobupivacaina e bupivacaina racemica per l'analgesia epidurale nel primo stadio del travaglio di parto, determinando successivamente la loro potenza relativa. Le curve concentrazione-risposta dei due anestetici sono mostrate nella Figura 10.

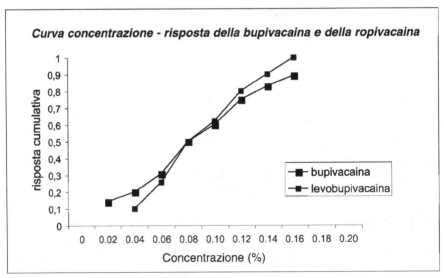

Fig. 10. Curve logaritmiche derivate concentrazione-risposta per la bupivacaina e la levobupivacaina

Gli autori hanno evidenziato una differenza del 2% tra le due preparazioni commerciali di bupivacaina e levobupivacaina, in favore della miscela racemica (rapporto di potenza pari a 0.98). In termini molari, tuttavia, tale rapporto è di 0.87 e questo si spiega con la diversa formulazione presentata dalle soluzioni di levobupivacaina, paragonate a quelle della bupivacaina.

La levobupivacaina è, infatti, confezionata come base (PM 288), mentre la bupivacaina è commercializzata come sale cloridrato (PM 325) e, quindi, contiene l'11% di molecole in più di anestetico locale rendendo la levobupivacaina il 13% meno potente della bupivacaina in termini molari.

Quando si effettuano studi tossicologici, quindi, bisognerebbe tenere in considerazione questa possibile differenza del 13% tra le due preparazioni, quando vengono considerate in termini di concentrazioni molari.

MLAC e potenza relativa di ropivacaina e levobupivacaina

Poiché gli studi precedenti avevano riportato che la ropivacaina era il 40% meno potente della bupivacaina [22, 23] e che la levobupivacaina aveva approssimativamente la stessa potenza della bupivacaina, si potrebbe desumere che la levobupivacaina sia più potente della ropivacaina. Tuttavia in due studi sia Polley [27] che Benhamou [28] hanno riportato che la levobupivacaina ha la stessa potenza analgesica della ropivacaina (rapporto di potenza pari a 0.98) (Tabella 5), sebbene nel secondo studio sia stata osservata una differenza di potenza non statisticamente significativa di quasi il 20% in favore della levobupivacaina.

Tabella 5. Valori di EC50 per la ropivacaina e la levobupivacaina per via epidurale

MLAC	Ropivacaina	Levobupivacaina
Polley [27]	0.089%	0.087%
Benhamou [28]	0.092%	0.077%

La spiegazione dell'inconsistenza di questi risultati può risiedere in diversi fattori.

Il potere statistico dello studio di Benhamou [28] era stato calcolato usando l'ampiezza degli intervalli di confidenza degli studi precedenti riferiti alla bupivacaina ma, sfortunatamente, la variabilità della sequenza MLAC di questo studio si rivelò più ampia del previsto, portando ad una sostenuta variabilità negli stessi intervalli di confidenza ed ad una scarsa significatività statistica dei risultati.

Questa grande variabilità era stata, però, osservata anche in studi precedenti riguardanti la levobupivacaina, sia da Lyons [27] che da Robinson [28] e farebbe pensare al fatto che la levobupivacaina stessa possa essere associata ad un effetto più variabile.

Bisogna notare che i valori dell'MLAC riportati in questo studio sono più bassi di quelli precedentemente osservati in altri studi [22, 23, 26] con gli stessi anestetici locali (ropivacaina e levobupivacaina); ciò potrebbe essere dovuto ai valori di VAPS determinati nelle partorienti prima dell'analgesia, che sono risultati mediamente più bassi di quelli riportati negli altri studi.

Per quanto riguarda lo studio della Polley [27], esso non includeva un gruppo omogeneo di pazienti, essendo il campione costituito da un gruppo misto di partorienti, primipare e multipare, che avevano o meno ricevuto ossitocina durante il travaglio.

In ambedue i casi, quindi, alcune delle regole di buona prassi per uno studio up-down sono state trascurate e ciò potrebbe aver contribuito alla determinazione di risultati apparentemente contraddittori con quelli dei lavori precedenti.

Conclusioni

La determinazione della concentrazione analgesica minima di anestetico locale rappresenta la prima applicazione sistematica della farmacodinamica della curva concentrazione-risposta all'anestesia regionale. Con questo semplice modello statistico è stato possibile quantificare le potenze relative dei vari anestetici locali usati per l'analgesia in travaglio di parto (Tabella 6).

Tabella 6. Sommario delle potenze relative dei vari anestetici locali somministrati per via epidurale per il travaglio di parto

Anestetico Locale	MLAC (EC50)	EC95	Potenza
Bupivacaina	0.065	0.129	1
Lidocaina	0.37	0.52	0.18 (0.14)
Ropivacaina	0.111	0.143	0.60 (0.57)
Levobupivacaina	0.083	0.145	0.98 (0.87)

Relazione dose-volume-concentrazione

Somministrazione epidurale

Tradizionalmente ed in base agli studi pionieristici di Cousins e Bromage [29] e Covino [30], il meccanismo di azione degli anestetici locali è quello di bloccare la conduzione nervosa agendo sul tratto di nervo che decorre a livello epidurale. Il numero di dermatomeri interessati dall'anestesia è, secondo questa visione, proporzionale alla massa, e quindi alla dose, dell'anestetico locale. La pratica clinica corrente riguardante l'analgesia in travaglio, tuttavia, suggerisce che anche il volume nel quale si somministra l'anestetico locale riveste notevole importanza.

Alcuni sperimentatori hanno utilizzato la metodologia MLAC per valutare gli effetti del volume di clorprocaina somministrato, anziché quelli della dose [21, 31]. In questa modifica del metodo MLAC, la dose di anestetico locale viene mantenuta costante e la variabile in esame, che si modifica quindi in maniera up-down, è il volume in cui la dose stessa viene somministrata. Si determina, così, il volume analgesico minimo efficace (MLAV). In questa variante del metodo, quindi, viene eliminata la dose come variabile indipendente che determina l'entità dell'oscillazione.

Nel primo studio [21] veniva somministrata clorprocaina alla dose fissa di 150 mg e veniva adattato il volume secondo il metodo up-down. I boli sono variati da un minimo di 15 a 50 mL e il valore di MLAC è risultato essere pari a 0.42%.

Nel secondo studio [31] variando la dose e mantenendo fisso il volume (20 mL), l'MLAC è risultato essere 0.43% con una dose corrispondente a 86 mg, ben inferiore alla concentrazione fissa dei 150 mg dell'altro studio.

Questo dimostra che una soluzione più diluita (contenente meno milligrammi di anestetico locale), è altrettanto efficace di una soluzione più concentrata e contenente quindi una dose maggiore, se il volume è adeguato. Dimostra inoltre che il blocco epidurale non è influenzato soltanto dalla dose, ma che è necessaria una concentrazione (volume) adeguata, perché la soluzione somministrata sia efficace.

In effetti, un lavoro successivo di Christiaens [32] ha confermato il concetto che aumentando il volume aumenta l'efficacia dell'analgesia epidurale, a parità di dose.

In questo studio le partorienti ricevevano la stessa dose di bupivacaina (20 mg) diluita in maniera differente in 4, 10 o 20 ml. I risultati indicavano come la maggiore diluizione della soluzione analgesica riduceva l'*onset* dell'analgesia stessa, ne migliorava l'efficacia e ne prolungava la durata.

Questi esperimenti suggeriscono che aumentare il volume risulta essere più efficace che aumentare la concentrazione.

Un lavoro del gruppo di Lyons [33] ha determinato il volume analgesico minimo efficace di due diverse concentrazioni di bupivacaina (0.125% vs 0.25%) per l'analgesia nel primo stadio del travaglio di parto. I risultati sono indicati nella Tabella 7. Come si può osservare, diminuendo la concentrazione di anestetico locale è necessario aumentare il volume della soluzione anestetica per ottenere una equipotenza rispetto a soluzioni più concentrate.

Tabella 7. Volume minimo efficace per l'analgesia epidurale in travaglio di parto

MLAV Bupivacaina	0.125% (95% CI)	0.25% (95% CI)
Volume	13.6 (2.4;14.8)	9.2 (6-9;11.5)
Dose	17 (15.5; 18.5)	23 (17.2; 28.9)

In un altro studio Lyons e coll. [34] hanno determinato il volume analgesico minimo efficace (MLAV) per la bupivacaina alla concentrazione dello 0.125%. Il valore di MLAV è risultato essere pari a 17.7 ml, mentre il volume stimato efficace nel 95% dei soggetti (EV95) era pari a 29.6 ml. È interessante notare, inoltre, come la concentrazione considerata sia al di sopra del valore di MLAC precedentemente valutato. Ciò suggerisce che l'incremento del volume della soluzione anestetica fino a 15-20 ml può essere più importante dell'aumento della concentrazione.

Si può dedurre come l'inefficacia della soluzione analgesica somministrata possa essere semplicemente dovuta al volume insufficiente piuttosto che alla concentrazione inadeguata di anestetico locale.

Questo principio ben si applica all'analgesia per il travaglio di parto, dove è preferibile usare concentrazioni quanto più diluite possibili, per evitare il blocco motorio.

Infatti, i farmaci somministrati per via epidurale richiedono una certa quantità di fluidi veicolanti che li distribuiscano attorno ai nervi. Poiché la concentrazione di anestetico locale richiesta per produrre il blocco della conduzione è indirettamente proporzionale alla lunghezza della fibra nervosa ("blocco decrementale") [35], si deduce che le concentrazioni più diluite sono maggiormente efficaci se somministrate in un volume superiore.

Ed è per questo motivo che i volumi usati nella pratica clinica per l'analgesia in travaglio di parto sono sempre abbastanza elevati (>15 ml).

La somministrazione di elevati volumi a bassa concentrazione permette di ottenere una efficacia analgesica per tutti i metameri desiderati (T10-L3), senza produrre un blocco motorio clinicamente significativo.

Allo scopo di eliminare quanto più la presenza del blocco motorio, usualmente l'anestetico locale viene così diluito da dover essere somministrato con degli oppiacei che integrino l'effetto analgesico, riportandolo ad una efficacia paragonabile a quella che si avrebbe se si fossero somministrate dosi e concentrazioni di anestetico locale più elevate, ma che avrebbero prodotto un blocco motorio indesiderato.

Somministrazione intratecale

Una applicazione del metodo MLAC ha permesso di dirimere la controversia sul rapporto tra dose, volume e concentrazione degli anestetici locali e sulle caratteristiche del blocco subaracnoideo. Studi precedenti, infatti, condotti con dosi piene di anestetici locali avevano concluso che la variazione del volume di soluzioni isobariche od ipobariche non esercitava alcun effetto sul profilo del blocco anestetico in pazienti gravide [36-38]. La dose somministrata, quindi, sembrava l'unico fattore determinante il blocco spinale. Ancora una volta, bisogna notare come questi studi siano stati condotti con dosi piene, ed elevate di anestetici locali, in corrispondenza dell'ED95 della curva dose-risposta, dove piccole differenze possono non essere evidenziate e apparenti simili effetti mal interpretati. Due ricerche di un gruppo canadese, invece, utilizzando il metodo MLAC per determinare il volume ideale di somministrazione della miscela anestetica di bupivacaina iperbarica, hanno evidenziato un "effetto volume". La somministrazione, infatti, di dosi più basse di bupivacaina faceva sì che il volume in cui la dose veniva somministrato fosse maggiore rispetto a quando venivano somministrate concentrazioni maggiori [39, 40].

Uno studio del nostro gruppo [41] ha utilizzato la metodica MLAC specificamente per valutare l'effetto del volume sull'entità del blocco motorio prodotto da due diverse concentrazioni di ropivacaina normobarica. Il protocollo prevedeva due gruppi a cui era somministrata, in maniera randomizzata ed in doppio cieco, ropivacaina allo 0.1% o ropivacaina all'1%. L'*endpoint* era considerato la presenza di blocco motorio di qualsiasi entità (misurato con la scala di Bromage e con la HMFS, *hip motor function scale*; vedi appendice) anche in un solo degli arti inferiori, entro 5 minuti dalla somministrazione intratecale.

Le due sequenze MLAC mostrate nella Figura 11 fanno intuitivamente evidenziare come la concentrazione più alta sia caratterizzata da un valore

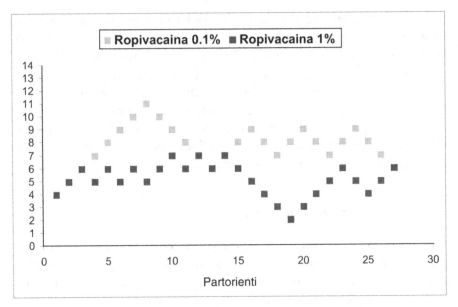

Fig. 11. Sequenze di *outcome* efficaci ed inefficaci (blocco motorio entro 5 min) per la ropivacaina allo 0.1% e all'1% somministrate per via subaracnoidea

di MLAC significativamente minore. Il rapporto di efficacia tra le due concentrazioni è risultato pari a 1.5. Ciò sta a significare che la dose di ropivacaina necessaria per produrre evidenza di blocco motorio sia del 50% più elevata quando si utilizza una concentrazione più diluita, pari cioè allo 0.1% rispetto alla più concentrata soluzione all'1%.

Questo studio, in perfetto accordo con quello di Peng [39] e Chang [40] dimostra, quindi, come il blocco subaracnoideo sia significativamente influenzato dal volume in cui viene diluita la miscela anestetica.

Fattori che influenzano il consumo degli anestetici locali

La concentrazione minima efficace della bupivacaina somministrata per via epidurale aumenta con la progressione del travaglio

Uno studio di Capogna e coll. [42] ha utilizzato il modello MLAC per studiare l'impatto del progredire della dilatazione cervicale sulla concentrazione minima efficace di bupivacaina. L'applicazione di questi risultati sarebbe poi stata quella di poter aggiustare i dosaggi e le concentrazioni di anestetico locale per le differenti fasi del travaglio, applicando così la concentrazione "giusta" per un particolare momento del travaglio. La sequenza dei risultati efficaci ed inefficaci è mostrata nella Figura 12. Essendo uno dei primi studi con il metodo MLAC, è stato considerato come risultato efficace un valore di VAPS <10 entro 60 min dalla somministrazione epidurale (negli studi successivi verrà ristretto a 30 min). Il design dello studio prevedeva la somministrazione di bupivacaina per via epidurale a due gruppi di uguale numerosità ($n = 30$) uno ristretto alla fase iniziale del travaglio (dilatazione cervicale = 2-3 cm) ed uno in fase più avanzata (dilatazione cervicale = 5). I rispettivi valori di MLAC sono stati pari a 0.048% nel gruppo del travaglio iniziale e pari a 0.141% nel gruppo del travaglio avanzato. Ciò significa che con il progredire del travaglio si verifica un progressivo incremento del fabbisogno di bupivacaina epidurale. È interessante notare come i valori di VAPS al momento del posizionamento del cateterino epidurale fossero notevolmente maggiori per il gruppo del travaglio avanzato rispetto al travaglio iniziale (mediana di 90 vs 68, $p < 0,0001$), confermando

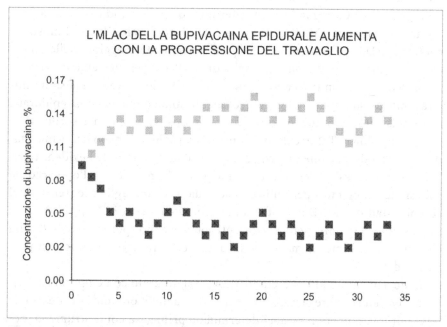

Fig. 12. Concentrazione analgesica minima efficace (MLAC) della bupivacaina in una fase iniziale ed avanzata del travaglio determinata dal metodo della allocazione sequenziale up-down. Nel travaglio iniziale il valore di EC50 è stato pari a 0,048% mentre nella fase avanzata pari a 0,141%

che il dolore aumenta di pari passo con la progressione della dilatazione cervicale e la discesa della testa fetale e, probabilmente, con il coinvolgimento di fibre di più largo diametro (fibre C predominanti nella fase iniziale e fibre Aδ sempre maggiormente coinvolte con la progressione del travaglio). Questo è il primo studio in cui viene eseguita la valutazione quantitativa dell'intensità dolorosa della progressione del travaglio determinando la potenza relativa dello stesso anestetico locale in due stadi differenti del travaglio stesso.

I travagli indotti aumentano le richieste analgesiche

Non è chiaro se il travaglio indotto sia più doloroso di quello spontaneo, anche se la percezione clinica delle donne, degli anestesisti e dei ginecologi sembrerebbe osservare un dolore maggiormente intenso in questo tipo di travaglio. Uno studio [43], comunque, riporta come le donne sottoposte ad induzione scelgano più frequentemente un'analgesia epidurale rispetto a quelle che travagliano spontaneamente. In un altro lavoro [44] viene osservato come l'efficacia del fentanyl intratecale sia maggiore nei travagli spontanei piuttosto che in quelli indotti.

Il gruppo di Capogna [45] ha determinato in uno studio MLAC la dose minima analgesica (MAD) per il sufentanil epidurale. Viene dimostrato come il MAD per il sufentanil sia significativamente maggiore nelle donne con travaglio indotto con prostaglandine (PGE_2 per via endocervicale), rispetto a quelle con travaglio spontaneo. Lo studio prevedeva la somministrazione di sufentanil come unico agente analgesico per via epidurale, somministrato in un unico bolo di 10 ml in dosi variabili, in accordo con il metodo up-down. Tutte le donne erano in travaglio all'inizio del primo stadio, con una dilatazione di 4 cm, al fine di rendere possibile l'evidenza dell'efficacia analgesica del solo oppioide, essendo noto come l'oppiaceo da solo sia scarsamente o per nulla efficace quando il travaglio progredisce nel secondo stadio. Il MAD del sufentanil è risultato essere di 22.3 μg cioè significativamente maggiore, nelle partorienti con travaglio spontaneo e di 27.3 μg cioè significativamente maggiore in quelle con travaglio indotto con prostaglandine.

In questo studio [45] il metodo MLAC è stato usato contemporaneamente sia per determinare la dose minima efficacia di un oppioide del quale tale dose minima non era mai stata determinata prima, sia come strumento per valutare il dolore del travaglio (Fig. 13).

Il dolore del travaglio può essere infatti valutato in molti modi: istantaneamente con il VAPS o con altri metodi o, retrospettivamente, mediante il

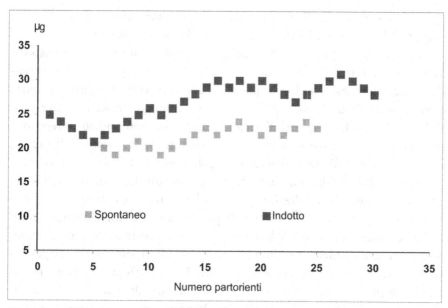

Fig. 13. La dose minima efficace del sufentanil è maggiore nei travagli indotti rispetto agli spontanei

consumo di farmaci analgesici nel tempo. Usando il metodo MLAC come strumento per quantificare il dolore del travaglio, è risultato che il travaglio indotto dalle prostaglandine è più doloroso di quello insorto spontaneamente. Questi risultati sono in accordo con studi su modello animale, che suggerirebbero un effetto pro-nocicettivo delle prostaglandine [46, 47].

L'applicazione clinica che se ne può dedurre, è che, essendo i travagli indotti più dolorosi, necessitano di maggiori dosi di farmaci analgesici.

La distocia aumenta il consumo di anestetico locale

La distocia è caratterizzata da una anomala progressione del travaglio e costituisce una frequente indicazione al taglio cesareo.

L'analgesia epidurale è ritenuta responsabile nel passato [48, 49] di favorire un travaglio anomalo e quindi di essere una concausa di un aumentato numero di tagli cesarei per distocia, ma le metanalisi più recenti non confermano questa ipotesi [50].

Gli studi che si basano sull'analisi retrospettiva non sono molto attendibili, perché è molto verosimile che le donne che richiedano un'analgesia epidurale siano anche quelle che abbiano anche altri fattori di rischio materno-fetale che possono determinare essi stessi una distocia e comunque è verosimile che l'epidurale sia richiesta soprattutto da donne che abbiano travagli lunghi, difficoltosi, dolorosi e quindi distocici.

Studi recenti hanno, infatti, indicato come il dolore troppo intenso del travaglio sia uno degli indicatori di distocia [51, 52] e, quindi, non sorprende come l'analgesia epidurale possa essere associata alla distocia, senza però causarla. Questo tipo di studi, però, difficilmente ha quantizzato il dolore prima della diagnosi di distocia, ma ha soltanto messo in relazione in modo retrospettivo alcune misure indirette della quantità di dolore, come il consumo di anestetico locale e/o di oppioidi durante il travaglio.

Panni e coll. [53] hanno modificato il metodo up-down in un'analisi prospettica, includendo un'ulteriore criterio di accettazione o di rigetto per ciascuna partoriente in base al tipo di parto espletato, dimostrando che il dolore e, quindi, i valori di MLAC sono più elevati nelle partorienti destinate a diventare distociche e che necessiteranno di taglio cesareo, rispetto a quelle che partoriranno spontaneamente. Le partorienti venivano prima suddivise in due gruppi a seconda che, al momento di richiedere l'epidurale, stessero o meno ricevendo ossitocina. Venivano poi ulteriormente suddivise in modo casuale, a seconda del giorno, in un gruppo di "parto spontaneo vaginale" e in un altro gruppo di "parto distocico cesareo". L'assegnazione a uno di questi due gruppi veniva fatta all'inizio dello studio, al momento della richiesta di analgesia, cioè all'inizio del travaglio e senza sapere come la donna avrebbe partorito o quale fosse la sua situazione ostetrica al momento dell'assegnazione al gruppo.

Le partorienti ricevevano 20 mL di bupivacaina secondo il metodo già precedentemente descritto. L'unica modifica era costituita nell'inclusione tra le partorienti considerate "reject" di tutte le donne che erano state assegnate al gruppo parto spontaneo e che poi avevano partorito con il cesareo e viceversa.

I risultati sono indicati nella Tabella 8 e nella Figura 14, e mostrano come il valore di MLAC della bupivacaina sia maggiore nel travaglio di quelle partorienti che poi partoriranno con taglio cesareo per distocia rispetto a quelle che partoriranno spontaneamente, indipendentemente dal fatto che le partorienti al momento dell'analgesia epidurale avessero o no un'infusione ossitocica.

Questo studio è molto interessante per due motivi. Il primo è l'introduzione di un nuovo elemento nella metodologia. Il metodo up- down è stato qui modificato introducendo un elemento di novità: considerare un reject una partoriente che aveva partorito in modo diverso da quello del gruppo a cui era stata assegnata in modo casuale, indipendentemente dall'efficacia analgesica dell'anestetico locale; questo criterio di esclusione ha determi-

Tabella 8. I valori di MLAC per la bupivacaina sono maggiori nelle partorienti che avranno un travaglio distocico e che saranno sottoposte a taglio cesareo, indipendentemente dall'eventuale somministrazione di ossitocina

Gruppo	MLAC della bupivacaina
Parto spontaneo senza ossitocina	0.085 %
Parto spontaneo con ossitocina	0.078 %
Parto cesareo per distocia senza ossitocina	0.106 %
Parto cesareo per distocia con ossitocina	0.102 %

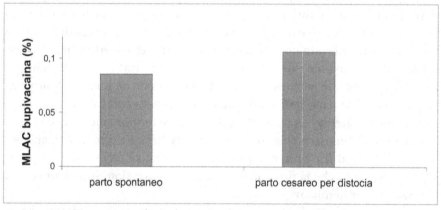

Fig. 14. Il MLAC è maggiore nei travagli che diverranno distoici e che esiteranno in parto cesareo

nato una modificazione significativa della curva MLAC.

Il secondo motivo risiede nei risultati. Con questa metodologia si è chiaramente dimostrato come il dolore maggiore e quindi un MLAC maggiore per l'anestetico locale, determinato ben prima dell'avvenire della distocia e della causa del taglio cesareo, sia fortemente predittivo della distocia stessa. L'applicazione clinica di tale dimostrazione è immediata e molto chiara:

1. non è l'analgesia epidurale a determinare la distocia;
2. il dolore troppo intenso è un segno predittivo di distocia stessa;
3. la partorienti distociche hanno un MLAC più elevato delle altre e che necessitano di maggiori dosi di anestetico locale.

Questi dati sono supportati anche da lavori di altro tipo, che hanno dimostrato come le donne che hanno maggior dolore in fase latente sviluppano più facilmente una distocia o hanno travagli più lunghi e laboriosi [54].

Inoltre, è stato osservato retrospettivamente [51] che le donne che richiedono più di tre somministrazioni di boli di soluzioni analgesiche epidurali per il loro travaglio hanno maggiore possibilità di avere un taglio cesareo invece che un parto spontaneo. È interessante notare come in un follow-up l'aumentato numero di somministrazioni epidurali nel corso del travaglio è stato associato alla nulliparità e all'elevato peso neonatale [55]. Anche usando metodi di analgesia diversi, come la somministrazione PCA di meperidina sono state fatte le stesse osservazioni: le donne che maggiormente usavano la PCA erano quelle che partorivano poi con il taglio cesareo [52].

Rispetto a questi studi però, quello di tipo MLAC di Panni [53] sopra descritto, offre numerosi vantaggi. Innanzi tutto per la prima volta sono stati calcolati il dolore e le richieste di analgesico (sotto forma di MLAC) a un punto predeterminato del travaglio e non retrospettivamente come media del consumo di analgesico durante tutta la sua durata. Secondariamente, le partorienti sono state osservate all'inizio del loro travaglio, in un momento in cui nessuno ancora sapeva come il travaglio stesso sarebbe progredito e se avrebbe esitato in parto spontaneo o cesareo.

Lo studio dimostra chiaramente come la distocia produca maggiore dolore rispetto al travaglio non patologico e questo è facilmente comprensibile, se si pensa che la distocia è associata a contrazioni incoordinate o a contrazioni senza dilatazione cervicale.

I risultati degli studi MLAC su partorienti distociche e indotte, oltre a indicare modificazioni sul piano terapeutico (maggiori richieste di analgesici) suggeriscono che quando si esegue un'analisi su partorienti occorre tener presente non solo della parità e dello stadio del travaglio, ma anche di altri fattori quali un eventuale travaglio distocico o indotto, in quanto questi fattori sono in grado di modificare l'entità del dolore del travaglio stesso, rendendo non paragonabili questi tipi di travagli a quelli spontanei. È quindi raccomandabile una certa cautela nell'interpretazione di tutti quegli studi che non tengano presente anche queste variabili ostetriche, che potrebbero condizionare fortemente l'interpretazione dei risultati ottenuti. Un anestetico locale potrebbe, ad esempio, risultare meno efficace di un altro solamente perché il gruppo a cui è stata somministrato aveva un travaglio distocico o indotto, e quindi più doloroso.

Determinazione dell'effetto risparmio degli oppioidi sul MLAC degli anestetici locali

Nella pratica clinica gli anestetici locali e gli oppiacei sono comunemente usati in associazione come soluzione standard per l'analgesia in travaglio di parto [56].

Il motivo è dato dal fatto che queste due classi di farmaci hanno un effetto sinergico per quanto riguarda la loro azione antinocicettiva, per cui usandoli insieme si può ridurre la dose di entrambe, diminuendo così gli effetti indesiderati di ciascuno di essi. È stato dimostrato, infatti, che soluzioni di bupivacaina e fentanyl somministrate per via epidurale garantiscono un'analgesia significativamente superiore alla bupivacaina da sola, con riduzione conseguente della dose di quest'ultima e quindi minore incidenza di blocco motorio, cosa sempre auspicabile nell'analgesia per il travaglio di parto [57].

Il meccanismo ed i siti d'azione di questa associazione farmacologica non sono ancora del tutto chiariti. Sono state descritte molte ipotesi, quali le modificazioni farmacocinetiche degli oppiacei dovute a cambiamenti di pH tissutale indotti dall'anestetico, il potenziamento degli effetti inibitori degli oppioidi sul rilascio di neurotrasmettitori attraverso una modulazione adenilciclasi dipendente, l'azione sui canali del calcio oppure un'interazione diretta degli anestetici locali sui recettori per gli oppioidi.

Tuttavia, non è facile determinare quale sia il contributo dell'oppiaceo e quale quello dell'anestetico locale nel determinare l'analgesia. Infatti, usualmente, gli studi che hanno paragonato l'efficacia delle varie soluzioni contenenti un anestetico locale e un oppiaceo non hanno tenuto in considerazione le loro singole potenze relative.

La curva concentrazione-risposta per la bupivacaina indica che l'EC95 per la bupivacaina dovrebbe essere tra lo 0.12% e lo 0.14% [11, 23]. La concentrazione usata clinicamente più vicina all'EC95 è quella dello 0.125%. A questa concentrazione, e ovviamente a concentrazioni più elevate, la bupivacaina produce un'analgesia soddisfacente nella quasi totalità dei casi. Per cui tutti gli studi che valutavano una soluzione analgesica contenente l'associazione di bupivacaina 0.125% e un oppioide (fentanyl o sufentanil) non sono in grado di evidenziare alcun effetto di quest'ultimo in quanto la concentrazione della bupivacaina usata è già di per sé sufficiente a produrre analgesia soddisfacente in tutti i casi [58]. Un metodo corretto per valutare gli effetti dell'eventuale sinergia tra anestetici locale ed oppiacei è quello di studiare il così detto "effetto risparmio" (*sparing effect*). Questo avviene

quando aggiungendo un oppiaceo ad una certa dose/concentrazione di anestetico locale si ottiene lo stesso effetto antalgico che si otterrebbe con una
dose/concentrazione di anestetico locale maggiore.

Il metodo MLAC si presta molto bene ad evidenziare gli effetti di questo
sinergismo, mettendo in evidenza i rapporti tra potenza relativa del farmaco in studio ed eventuali effetti sinergici dell'adiuvante.

Lyons [57] ha evidenziato una significativa riduzione dose dipendente
dei valori del MLAC della bupivacaina dopo 20-80 µg di fentanyl (Fig. 15).
In questo studio è stata osservata una riduzione del 18%, 31%, 55% e 72%
della dose di bupivacaina se associata rispettivamente a 1, 2, 3 o 4 µg /ml di
fentanyl (rispettivamente 20, 40, 60 o 80 mcg). La frequenza di prurito
aumentava significativamente aumentando la dose di fentanyl, in particolar
modo dopo l'aggiunta di 4 µg/ml, per cui la dose di 3 µg/ml era indicata da
questi autori come quella ottimale.

Robinson [59] ha dimostrato un analogo effetto risparmio da parte del
fentanyl anche con la levobupivacaina (Fig. 16). L'aggiunta di fentanyl, infatti, riduceva il valore di MLAC della levobupivacaina del 48%, 45%, quando
venivano utilizzate dosi di fentanyl pari a 2 µg/ml e 3 µg/ml rispettivamente. A differenza del fentanyl, l'aggiunta di sufentanil determina una riduzione del valore del MLAC indipendente dalla dose utilizzata. L'effetto risparmio non è in questo caso dose-dipendente. Il motivo di questo risultato è
presumibilmente da attribuirsi alla eterogeneità del campione in esame. In
questo studio, infatti, sono state considerate sia partorienti nullipare che
pluripare, non tenendo quindi conto degli stretti criteri di inclusione che
bisogna osservare con questo metodo.

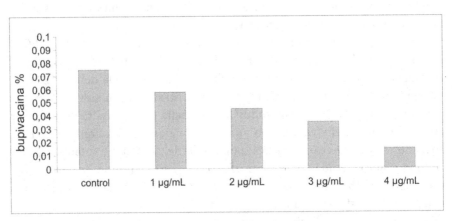

Fig. 15. Effetto risparmio del fentanyl sul MLAC della bupivacaina

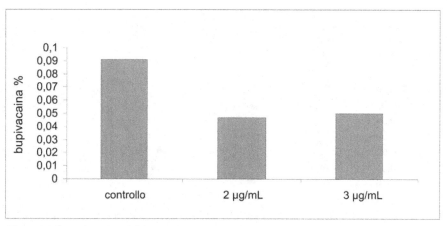

Fig. 16. Effetto risparmio del fentanyl sulla levobupivacaina

È stato anche dimostrato [60] che 3 µg/ml (60 µg) di fentanyl permetto-no la riduzione del valore di MLAC della clorprocaina per via epidurale del 40%. Questo valore è significativamente minore della riduzione che il fen-tanyl opera sulla bupivacaina. La spiegazione di questo comportamento consiste in un possibile effetto di antagonismo che la clorprocaina avrebbe a seguito della successiva somministrazione di fentanyl epidurale.

Il maggior effetto risparmio è quello dimostrato con il sufentanil [14], in quanto soli 30 µg (1.5 µg/ml) sono riusciti a ridurre del 91% le richieste analgesiche di bupivacaina (Fig. 17). Ciò potrebbe essere tuttavia dovuto al fatto che in questo ultimo studio è stata usata una concentrazione abba-stanza elevata di sufentanil, che già di per sé potrebbe avere un effetto anal-gesico.

Anche per quanto riguarda la via subaracnoidea è stata riportata una riduzione della dose minima analgesica di bupivacaina, quando questa venga somministrata insieme al fentanyl [61], ma questa riduzione è risul-tata essere dose indipendente (Fig. 18). Tuttavia, aumentando la dose del-l'oppioide cresce proporzionalmente l'incidenza degli effetti collaterali, quali il prurito. Questo suggerirebbe che le due curve dose-risposta, quella per l'analgesia e quella per il prurito, siano separate e che quella per il pru-rito sia alla destra di quella per l'analgesia; cioè occorrono dosi maggiori di quelle necessarie a garantire un'analgesia soddisfacente per causare pruri-to.

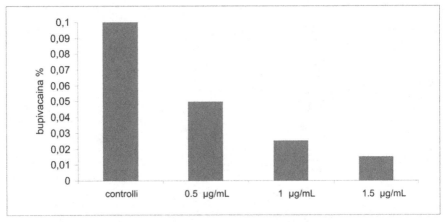

Fig. 17. Effetto risparmio del sufentanil sul MLAC della bupivacaina

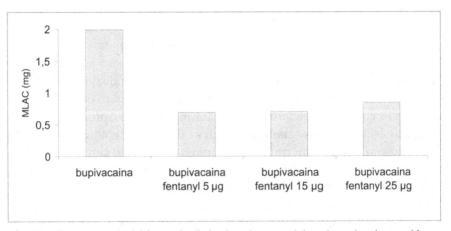

Fig. 18. Effetto risparmio del fentanyl sulla bupivacaina somministrati per via subaracnoidea

Determinazione del sito di azione degli oppioidi

Gli studi MLAC hanno anche contribuito a confermare e chiarire alcuni aspetti dei meccanismi d'azione degli oppiacei somministrati per via spinale. Il sito primario di azione degli oppioidi somministrati per via epidurale è sempre stato, infatti, un argomento controverso. L'analgesia risulta dall'interazione degli oppioidi con un sistema recettoriale multiplo presente sia nel cervello che nel midollo spinale [62]. Il fentanyl somministrato per via epidurale esercita un'azione spinale tramite la penetrazione attraverso la dura madre, il passaggio attraverso il sistema nervoso centrale e l'entrata attraverso le corna posteriori del midollo spinale per legarsi, quindi, con i recettori oppioidi. Il fentanyl somministrato per via epidurale può, però, anche esercitare un effetto sovraspinale od un effetto sistemico. Sia l'assorbimento dai vasi epidurali e sia la diffusione cefalica nel fluido cefalorachidiano possono permettere l'interazione del fentanyl con i recettori sovraspinali. Invece rimane controverso se il sito principalmente responsabile dell'analgesia mediata dal sufentanil sia prevalentemente spinale o sopraspinale. Studi precedenti che hanno utilizzato tradizionali modelli clinici di studio [63, 64] hanno ottenuto risultati contrastanti.

Per questo motivo Polley e coll. [65] hanno utilizzato il metodo MLAC per valutare l'efficacia relativa del fentanyl somministrato per via epidurale od endovenosa, paragonando il loro effetto sulla concentrazione minima efficace di bupivacaina per l'analgesia epidurale nel primo stadio del travaglio di parto.

Nell'esperimento sono state randomizzate 84 partorienti per ricevere 60 μg di fentanyl per via epidurale o per via endovenosa con 20 ml di bupivacaina. Le richieste di bupivacaina sono state minori con il fentanyl somministrato per via epidurale. Dopo somministrazione epidurale anche il livello dermatomerico di analgesia era significativamente più elevato, così come l'incidenza di prurito, suggerendo e confermando che il sito d'azione del fentanyl è principalmente spinale. In questo studio è interessante anche notare che il fentanyl endovenoso non ha ridotto il consumo di bupivacaina rispetto al placebo. Chiaramente si può dedurre come la via epidurale sia comunque quella più efficace in termini di riduzione della somministrazione di anestetico locale.

Determinazione della dose minima efficace e della potenza relativa degli oppiacei

Dose minima analgesica e potenza relativa del fentanyl e del sufentanil epidurale

Gli oppioidi da soli possono produrre un'analgesia soddisfacente per il travaglio di parto, anche se sono efficaci principalmente per il dolore del primo stadio.

Le dosi impiegate sono state scelte arbitrariamente e negli studi vengono usualmente considerate efficaci quelle clinicamente di 150-200 μg di fentanyl o di 30 μg di sufentanil [65-68].

Prima dell'introduzione della metodologia MLAC, gli studi tradizionali avevano riportato una potenza relativa tra sufentanil e fentanyl variabile, compresa tra 2:1 per l'analgesia in travaglio di parto [69] e tra 2:1 e 5:1 per l'analgesia postoperatoria dopo taglio cesareo [70, 71].

In uno studio di tipo tradizionale, 20 μg di sufentanil avevano prodotto un'analgesia simile a quella prodotta da 100 μg di fentanyl [72]; questi risultati concordavano con la potenza relativa di 5:1 riportata in un lavoro che paragonava i due oppioidi in questione associati alla bupivacaina allo 0.125% [73]. Tuttavia, in questi studi la stima della potenza relativa tra fentanyl e sufentanil è stata estrapolata dai risultati della loro efficacia analgesica, paragonando dosi comparative scelte arbitrariamente. In talune ricerche [72-74], gli oppiacei sono stati studiati non da soli, ma associati ad un anestetico locale in dosi già di per sé efficaci o preceduti da una dose test di lidocaina, che potrebbe potenziare gli effetti analgesici degli oppiacei stessi.

In uno studio del nostro gruppo [75], usando il metodo up-down abbiamo stimato la potenza relativa del sufentanil e del fentanyl usati come unico agente analgesico per via epidurale, per l'analgesia del primo stadio del travaglio. I risultati indicano che il sufentanil è approssimativamente sei volte più potente del fentanyl (Tabella 9).

Tabella 9. Dose analgesica minima (ED50) e potenza relativa per il sufentanil e il fentanyl per via epidurale

Sufentanil ED_{50} (μg)	21
Fentanyl ED_{50} (μg)	124
Sufentanil ED_{95} (μg)	23
Fentanyl ED_{95} (μg)	140
Rapporto di potenza (sufentanil: fentanyl)	5.9

Al contrario di esperienze precedenti, il nostro gruppo ha standardizzato la popolazione delle partorienti, che erano tutte primipare in uno stadio iniziale del travaglio, quando gli oppiacei rappresentano un'opzione terapeutica efficace per questo tipo di dolore. Per poter determinare i soli effetti degli oppiacei, non è stata praticata alcuna dose test prima della somministrazione epidurale di fentanyl o sufentanil. Infatti, come già precedente-

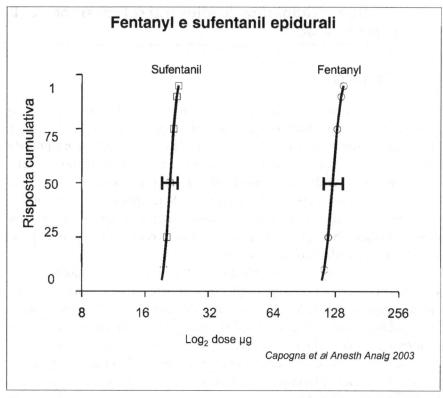

Fig. 19. Curve logaritmiche dose risposta per l'efficacia analgesica di fentanyl e sufentanil per via epidurale. I valori sono derivati dai rispettivi valori di ED50 che sono rappresentati in figura con i rispettivi intervalli di confidenza al 95%

mente riportato, è noto che la dose test è capace di per sé di produrre un certo grado di analgesia. Questo è stato confermato anche dai risultati stessi che hanno dimostrato che la ED50 del sufentanil epidurale (dose efficace nel 50% delle partorienti) era comparabile alla dose di sufentanil (50 µg) che, in un altro studio, essendo stata associata ad una dose test di lidocaina al 2%, aveva prodotto un'analgesia soddisfacente in tutti i casi [73].

Nella Figura 19 sono riportate le curve dose-risposta calcolate per i due oppiacei. La natura parallela sulla scala logaritmica, indica che i due farmaci hanno effetto agonista sugli stessi recettori.

Questo studio ha permesso di determinare la potenza relativa dei due oppiacei più comunemente usati per l'analgesia epidurale in travaglio e, chiarendo l'equipotenza tra i due farmaci, può costituire un valido aiuto nella determinazione delle dosi equivalenti da usare nella pratica clinica.

Effetto dell'aggiunta di adiuvanti sul consumo degli anestetici locali

Clonidina

L'aggiunta di adiuvanti agli anestetici locali è stata particolarmente studiato per la ropivacaina. Successivamente agli studi di Capogna [23] e Polley [22] che dimostravano come la ropivacaina fosse del 40% meno potente della bupivacaina, infatti, si è giunti alla conclusione che il primo anestetico dovesse essere utilizzato a concentrazioni e dosi maggiori rispetto alla bupivacaina per ottenere una buona qualità di analgesia. In questo modo, però, poteva essere sacrificato l'apparente effetto risparmio sulle fibre motorie della ropivacaina evidenziata da studi precedenti che la paragonavano a dosi equivalenti di bupivacaina.

Un'alternativa interessante all'aumento di dosi e concentrazioni di ropivacaina era quella di utilizzare degli adiuvanti alternativi o in associazione agli oppioidi quali la clonidina, che potessero migliorare il blocco epidurale [76] ed intensificare la qualità dell'analgesia tramite un meccanismo indipendente dai recettori oppiacei [77, 78]. Tuttavia, come è noto da studi precedenti, la clonidina è un farmaco poco maneggevole in quanto in grado di passare la barriera placentare e, a dosi maggiori di 1 µg/Kg di provocare bradicardia fetale [79, 80].

Lo studio sulla clonidina [81] è stato condotto in 2 fasi: la prima prevedeva la somministrazione di 20 ml di ropivacaina da sola (I gruppo) o con l'aggiunta di 30 µg di clonidina (II gruppo) e la seconda fase la somministrazione di 20 ml di ropivacaina con 60 µg di clonidina. I ricercatori hanno ottenuto quindi una sequenza per l'analgesia per la ropivacaina da sola e hanno poi paragonato le due sequenze che prevedevano l'aggiunta delle due dosi di clonidina per verificare se, in questi casi, si avesse una significativa riduzione del MLAC, stante ad indicare un effetto analgesico additivo della clonidina. È interessante innanzitutto osservare come il valore di MLAC per la ropivacaina ottenuta in questo studio fosse pari a 0.097 (0.085-0.108 I.C.), sovrapponibile cioè a quello ottenuto precedentemente dal gruppo e della Polley [22] e leggermente inferiore a quello del gruppo di Capogna [23]. Come evidenziato precedentemente, è molto importante nella scelta del campione da analizzare, un'attenta valutazione delle variabili ostetriche che sono state ristrette a pazienti nullipare nel gruppo di Capogna ma allargate anche alle pluripare negli altri due studi, scelta che verosimilmente riesce a spiegare queste piccole differenze nei valori di EC50 rilevati. Questo studio ha dimostrato che l'aggiunta di 30 µg di clonidina riduce il valore di MLAC di solo il 16% mentre l'aggiunta di 60 µg lo riduce del 64%. L'effetto di riduzione del MLAC da parte della clonidina è, però, accompagnato da fastidiosi effetti collaterali, quali sedazione ed ipotensione materna, comunque senza conseguenze sul battito cardiaco fetale, se prontamente trattata.

Appare chiaro da questo studio che l'aggiunta di clonidina alla somministrazione di anestetico locale non apporta nessun vantaggio tenendo conto dell'effetto risparmio notevolmente maggiore proprio dell'aggiunta di oppioidi che non causano, peraltro, sostanziali effetti collaterali.

Adrenalina

È controverso se l'aggiunta di adrenalina alla soluzione analgesica epidurale possa aumentare la qualità e la durata dell'analgesia [82-85].

Il meccanismo con cui l'adrenalina prolungherebbe la durata d'azione degli anestetici locali è stato attribuito alla vasocostrizione che limiterebbe l'uptake vascolare a livello dei vasi epidurali. Ma questo meccanismo d'azione non sembra così importante se l'adrenalina viene usata assieme ad un anestetico locale, che già di per sé ha effetti vasocostrittori. La bupivacaina ha un effetto di riduzione del flusso ematico spinale ed epidurale e l'aggiunta di adrenalina alla soluzione anestetica non esalta ulteriormente questi effetti [86].

È interessante notare, invece, come l'adrenalina abbia proprietà analgesiche proprie per effetto diretto sui recettori α-adrenergici spinali [87, 88].

Alcuni studi non sono riusciti a dimostrare l'aumento della qualità o della durata dell'analgesia epidurale quando l'adrenalina veniva aggiunta a soluzioni di bupivacaina allo 0.25-0.5% [84, 85]. Questi risultati non sono sorprendenti, se pensiamo che le concentrazioni di anestetico locale utilizzate corrispondono alla parte alta e piatta della curve dose-risposta, corrispondente ad una sicura efficacia terapeutica. L'anestetico locale è già completamente efficace da solo e l'aggiunta di qualsiasi adiuvante, in questo caso adrenalina, nulla aggiunge all'efficacia già esplicitata in modo massimale.

Un'indagine del gruppo della Polley [89] ha dimostrato invece, usando il metodo up-down per la determinazione del MLAC della bupivacaina, che l'aggiunta di adrenalina alla soluzione di bupivacaina riduce del 29% il MLAC dell'anestetico locale, dimostrando così un effetto risparmio in termini antalgici dell'adrenalina epidurale rispetto alla bupivacaina.

Da un punto di vista clinico, questo effetto sinergico è però molto modesto se paragonato a quello che si può ottenere con i farmaci oppiacei. MLAC della bupivacaina, infatti, si riduce del 72% o del 91% dopo contemporanea somministrazione, rispettivamente, di fentanyl e di sufentanil [14, 60].

Sebbene gli studi MLAC non siano stati progettati per valutare altre variabili al di fuori di quella strettamente osservate, in via secondaria la Polley osservava un trend verso una aumentata incidenza di blocco motorio, in accordo con altri lavori precedenti.

Questo esempio conferma ancora una volta che gli effetti dei farmaci vanno esaminati alla loro EC50 e non a dosi sovramassimali. In questo caso, si evidenzia lo scarso interesse clinico dell'aggiunta di adrenalina alle soluzioni analgesiche epidurali per il travaglio di parto.

Da un punto di vista pratico, aggiungere adrenalina alla soluzione di anestetico locale non offre alcun vantaggio significativo ma, anzi, potrebbe determinare effetti secondari indesiderati nella partoriente, quali una riduzione della contrattilità uterina [90] oppure un aumento di blocco motorio [91].

Neostigmina

Recentemente è stato riportato che la neostigmina sarebbe in grado da sola di produrre analgesia con un meccanismo spinale [92]. Sfortunatamente, l'analgesia prodotta dalla neostigmina da sola ha una insorgenza lenta ed è accompagnata da nausea, vomito ed altri effetti collaterali. Questo farmaco è quindi stato proposto come adiuvante degli anestetici locali per prolungarne la durata d'azione.

In uno studio sull'uso della neostigmina per l'analgesia spinale in travaglio è stata impiegata la tecnica dell'allocazione sequenziale up-down [93]. La somministrazione intratecale di 10 µg di neostigmina riduce la ED50 del sufentanil intratecale all'incirca del 25% e cioè da 4.1 a 3 µg, dimostrando un'azione sinergica tra agonisti dei recettori alfa-2 e oppioidi. Da un punto di vista clinico tuttavia, gli autori stessi non consigliano l'uso di questa associazione o della neostigmina da sola, per l'elevata incidenza di effetti collaterali rilevati. Recentemente uno studio [94] ha confermato l'efficacia analgesica della neostigmina associata al sufentanil anche per via epidurale. Usando come dose di riferimento per il sufentanil quella precedentemente stimata essere la sua ED50 [75], gli autori hanno ottenuto una analgesia adeguata per il primo stadio del travaglio con il 50% della dose di sufentanil, quando questa è associata a 500 µg di neostigmina, dimostrando un sinergismo tra i due farmaci. È interessante notare come gli effetti collaterali che si notano quando la neostigmina viene somministrata per via intratecale, non sono stati riscontrati per la somministrazione epidurale, probabilmente a causa del ruolo protettivo delle meningi nei confronti dell'assorbimento e della diffusione ai livelli sopraspinali.

Dose minima efficace per il blocco motorio

Somministrazione epidurale

Concentrazione minima efficace epidurale per il blocco motorio di bupivacaina e ropivacaina

Una recente modifica del metodo MLAC ha permesso di determinare la concentrazione minima efficace (EC50) di vari anestetici locali in grado di produrre blocco motorio dopo somministrazione epidurale [95, 96]. Successivamente la metodica è stata applicata anche alla somministrazione subaracnoidea per la determinazione questa volta della *dose* minima efficace (ED50) che produce blocco motorio [97, 98].

Come nella determinazione della concentrazione minima efficace si considera efficace la concentrazione di anestetico locale che produce un analgesia sicuramente identificabile e quindi si usano come end-point valori di VAPS anche inferiori a quelli che sarebbero sufficienti a produrre una buona analgesia (VAPS <10) al fine di aumentare la precisione statistica, così anche negli studi in cui si analizza il blocco motorio viene considerata efficace la presenza di un "qualsiasi" grado di blocco motorio.

In questo tipo di studi viene utilizzata la scala di Bromage (vedi appendice) modificata a 4 punti in cui è considerata anche la capacità della partoriente di muovere l'articolazione dell'anca. L'utilizzo di questa scala è indubbiamente più sensibile e precisa della classica scala di Bromage, che considera solo la capacità di flettere le ginocchia e i piedi; è quindi più adatta ad essere usata in uno studio di questo tipo in cui è necessario avere un end point preciso e ben definito.

Il primo studio sul blocco motorio è del gruppo di Lacassie [95], che ha valutato l'EC50 per il blocco motorio di ropivacaina e bupivacaina riportando un rapporto di potenza di 0.66 (Tabella 10), molto simile cioè al rapporto di potenza analgesica precedentemente determinato in due studi eseguiti durante il primo stadio del travaglio di parto [22, 23]. Come ci si aspet-

Tabella 10. Concentrazioni mediane efficaci per il blocco motorio (intervalli di confidenza 95%) di ropivacaina e bupivacaina. Concentrazione di partenza = 0.35%, intervallo tra le dosi = 0.025%

Gruppo	Dixon & Massey (%)	Regressione Probit (%)
Ropivacaina (n=30)	0.497 (0.431; 0.563)	0.500 (0.438; 0.570)
Bupivacaina (n=30)	0.326 (0.285; 0.367)	0.310 (0.275; 0.348)

tava la ropivacaina si è chiaramente dimostrata meno potente nel produrre blocco motorio della bupivacaina, ma quello su cui non si aveva sufficiente supporto scientifico era l'eventuale conferma di una maggiore separazione tra blocco sensitivo e motorio per la ropivacaina che era stata inizialmente ipotizzata. Se ci fosse stata una maggiore separazione tra blocco motorio e sensitivo con la ropivacaina, allora il rapporto di potenza per il blocco motorio avrebbe dovuto essere minore rispetto all'analgesico. Come si può facilmente vedere dalla Figura 20, che riporta la concentrazione su base logaritmica dei dati derivati dagli studi della Polley [22] e di Lacassie [95], il mantenimento dei rapporti di potenza analgesici e di blocco motorio e la natura parallela delle curve suggerisce che l'efficacia in termini di analgesia e blocco motorio sono da attribuirsi alla stessa interazione recettore-ligando o di interazione farmacodinamica. Questo andamento della curva dose-risposta e il fatto che i due farmaci abbiano la stessa potenza relativa per l'analgesia e per il blocco motorio, aggiungono un'ulteriore conferma che la ropivacaina sia significativamente meno potente della bupivacaina.

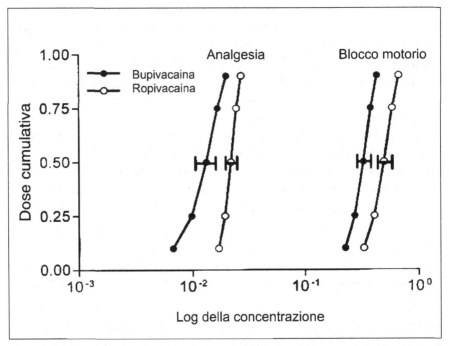

Fig. 20. Concentrazioni logaritmiche e risposta cumulativa per il blocco motorio e per il blocco sensitivo (analgesia)

Questo studio di Lacassie e coll. è molto importante perché ci dimostra come è proprio la minore di potenza della ropivacaina rispetto alla bupivacaina a spiegare l'effetto risparmio delle fibre motorie che si verifica quando si usa la prima.

La minore potenza della ropivacaina rispetto alla bupivacaina non dovrebbe essere però interpretata come un elemento a sfavore della prima.

L'anestetico locale da usare per l'analgesia in travaglio di parto, infatti, non deve essere più o meno "potente", ma "sicuramente efficace" in termini di analgesia prodotta e sufficientemente selettivo, per quanto riguarda le fibre nervose coinvolte dal blocco epidurale. L'ideale sarebbe un anestetico locale che agisca soprattutto sulle fibre dolorifiche, risparmiando le fibre nervose che portano tutte le altre sensibilità, compreso le fibre motorie. Per ottenere un'analgesia pura con risparmio delle altre sensibilità e della motricità, di solito l'anestetico locale viene associato ad un oppiaceo che, producendo analgesia, permette di usare una bassa concentrazione (sub-analgesica) di anestetico.

La ropivacaina ben si presta ad essere usata a dosi molto diluite e in associazione ad oppiacei e numerosi studi ne confermano l'eguale efficacia e l'affidabilità rispetto alla bupivacaina, quando sia usata a dosi equipotenti [24, 99-101]. Si attendono invece ulteriori indagini sulla sua tossicità da eseguirsi alla luce delle nuove acquisizioni sull'equipotenza.

In realtà, la tossicità sistemica non rappresenta più un problema con l'uso attuale delle soluzioni diluite di anestetici locali ed è anche importante ricordare che, mentre la potenza è una proprietà del farmaco che non cambia, la sua efficacia clinica è influenzata da molteplici variabili. Per esempio, la ropivacaina ha una durata d'azione analgesica più lunga della bupivacaina [22], che controbilancia la sua minor potenza nel caso questa sia somministrata per infusione epidurale continua.

Concentrazione minima efficace epidurale per il blocco motorio di bupivacaina e levobupivacaina

Uno studio [96] ha valutato la potenza relativa rispetto al blocco motorio dei due enantiomeri della bupivacaina. Precedenti studi clinici tradizionali avevano suggerito una possibile differenza di potenza tra i due farmaci [102] ma, come detto precedentemente, una valutazione della potenza relativa può essere attuata esclusivamente costruendo una curva dose-risposta con il metodo dell'allocazione sequenziale up-down. In questo studio sono state arruolate partorienti nullipare o pluripare, con travaglio indotto e dilatazione cervicale <7 cm. Il blocco motorio è stato valutato in entrambi gli arti inferiori con la scala di Bromage ad ogni minuto ed è stata considerata inefficace la presenza di un valore di Bromage = 4, cioè l'assenza completa di blocco motorio entro 30 minuti. Sono stati ritenuti efficaci tutti i valori inferiori a 4, indicanti cioè anche un minimo grado di blocco motorio. Come si evince dalla Tabella 11, la levobupivacaina è risultata del 13% meno potente della bupivacaina nel produrre blocco motorio. Questo risultato appare in contrasto con i risultati ottenuti da Lyons e coll. [26], che non evidenziavano alcuna differenza significativa di potenza analgesica tra i due farmaci. La minor potenza della levobupivacaina nel produrre un blocco motorio rispetto alla bupivacaina sembrerebbe, invece, indicare un'apparente maggiore separazione tra blocco motorio e sensitivo della levobupivacaina rispetto alla miscela racemica, in particolar modo quando i risultati vengano espressi in termini molari.

Tabella 11. MLAC per il blocco motorio per la bupivacaina e la levobupivacaina somministrate per via epidurale. La dose di partenza per i due gruppi è stata di 0.25% e l'intervallo tra le concentrazioni di 0.025%

Gruppo	EC50 (95%CI)
Bupivacaina	0.27 (0.25-0.30)
Levobupivacaina	0.31 (0.29-0.34)

Se i risultati vengono espressi in termini molari, la levobupivacaina risulta del 25% meno potente della bupivacaina nel produrre blocco motorio. Se consideriamo i dati ottenuti dagli studi precedenti che hanno impiegato il metodo up-down [22, 23, 95, 96], si può facilmente osservare come soprattutto la ropivacaina, ma anche la levobupivacaina siano caratterizzate da una separazione tra blocco sensitivo e motorio (Fig. 21) maggiore rispetto a quella della bupivacaina. In realtà, per valutare se questo risultato sia dovuto ad un vero effetto farmacologico, è necessario considerare le potenze relative dei tre anestetici piuttosto che le differenze in valore assoluto. La trasformazione logaritmica (Fig. 22) mostra che le differenze apparenti vengono in realtà perse a favore di comportamenti farmacologici sovrapponibili, suggerendo che tali comportamenti possano essere spiegati in maniera ottimale dai rispettivi rapporti di potenza relativa. È quindi pos-

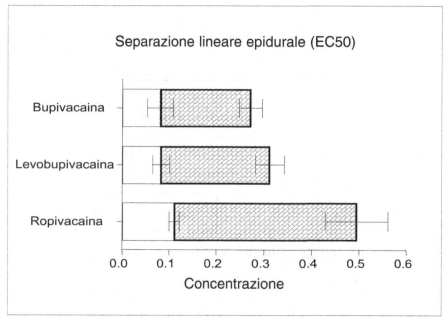

Fig. 21. I dati nella figura provengono dagli studi MLAC sui rapporti di potenza tra ropivacaina, bupivacaina e levobupivacaina. I dati sono ottenuti considerando le concentrazioni mediane efficaci (EC50) con i rispettivi intervalli di confidenza al 95%. Le caselle ombreggiate riportano la separazione sensitivo-motoria rappresentata su una scala lineare, in cui l'analgesia è indicata sulla sinistra e il blocco motorio sulla destra. La separazione maggiore sembra più apparente con la levobupivacaina e la ropivacaina. Le stime dei valori raffigurati sono derivate dalla concentrazione minima efficace ottenuta da studi MLAC. Nella figura, le EC50 sono mostrate con i rispettivi intervalli di confidenza 95%

sibile ipotizzare che le differenze assolute misurate tra il blocco sensitivo e motorio non sono conservate quando vengono considerate in puri termini farmacologici. Comunque, le apparenti differenze tra la separazione sensitivo motoria possono essere di una certa utilità quando vengono considerati gli anestetici locali appartenenti al gruppo delle pipecolil-xilidine, che sono dotate di bassa potenza, dal momento che nell'ambito dell'analgesia ostetrica è auspicabile l'ottenimento di analgesia con un blocco motorio minimo. Lo stato attuale delle conoscenze suggerisce un differente profilo clinico di potenza nell'ambito delle pipecolil-xilidine: basso, intermedio e alto rispettivamente per la ropivacaina, la levobupivacaina e la bupivacaina.

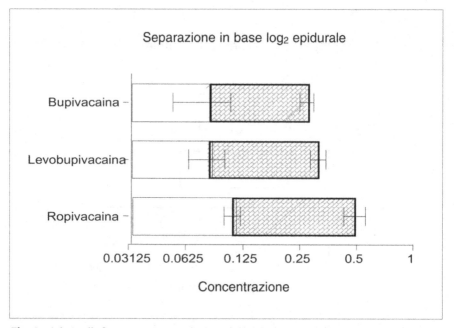

Fig. 22. I dati nella figura provengono dagli studi MLAC sui rapporti di potenza tra ropivacaina, bupivacaina e levobupivacaina. I dati sono ottenuti considerando le concentrazioni mediane efficaci (EC50) con i rispettivi intervalli di confidenza al 95%. Le caselle ombreggiate riportano la separazione sensitivo-motoria rappresentata su una scala logaritmica in cui l'analgesia è indicata sulla sinistra e il blocco motorio sulla destra. La separazione sensitivo-motoria tra i 3 anestetici è simile, in quanto i profili dell'analgesia e del blocco motorio tendono al parallelismo

Somministrazione subaracnoidea

Recentemente le nuove pipecol-xilidine sono state usate nella pratica clinica anche per via subaracnoidea ed è quindi sorto il problema di stabilire quali fossero i rapporti di potenza tra di esse rispetto alla bupivacaina.

Il nostro gruppo ha determinato e poi paragonato il valore di ED50 per il blocco motorio della levobupivacaina e della ropivacaina allo 0.5%, quando somministrate per via subaracnoidea ed ha analizzato la loro affidabilità come dose test [97].

Per lo studio è stato scelto come endpoint il blocco motorio, perché studi recenti hanno dimostrato che costituisce un segno clinico affidabile e facilmente evidenziabile di iniezione subaracnoidea accidentale [103]. In aggiunta alla classica scala di Bromage, per aumentare la sensibilità della rilevazione del blocco motorio, è stata utilizzata una scala aggiuntiva a 3

punti, che valutava la capacità di movimento dell'articolazione dell'anca
[104]. Si considerava efficace una dose di anestetico locale che determinas-
se un blocco motorio di qualsiasi entità, valutato in almeno una delle due
scale entro 5 minuti dalla somministrazione intratecale. I risultati mostrano come la dose minima efficace in grado di determinare blocco motorio
sia pari a 4.8 mg per la levobupivacaina e di 5.8 mg per la ropivacaina, con
un rapporto di potenza tra i due anestetici pari a 0.83 (Tabelle 12, 13).

In questo studio la variabilità del campione in esame è risultata così
ridotta da permettere che l'estrapolazione del valore di ED95 fosse caratte-
rizzato da intervalli di confidenza molto piccoli. In questo modo, i valori stimati per l'ED95 sono risultati estremamente attendibili e, quindi, riprodu-
cibili nella pratica clinica.

È stato dimostrato che la ropivacaina e la levobupivacaina possono essere usati come dose test per la somministrazione subaracnoidea accidentale
alle dosi cliniche di 8.3 e 5.9 mg, rispettivamente.

Un nostro successivo studio [98] ha valutato la ED50 per il blocco motorio di tutti e tre gli anestetici locali, usando lo stesso metodo dello studio
precedentemente descritto. Le ED50 della levobupivacaina e della ropivacaina sono paragonabili a quelle precedentemente riportate, mentre quella
della bupivacaina è risultata essere pari a 3.44 mg. Le potenze relative per il
blocco motorio dei tre anestetici locali somministrati per via subaracnoidea
sono riportate nella Tabella 13.

Tabella 12. ED50 per il blocco motorio di ropivacaina e levobupivacaina a 5 min. $p = 0.04$.

Farmaco	ED50	ED95
Ropivacaina	5.90 (4.82, 6.98)	8.3 (6.30-10.44)
Levobupivacaina	4.88 (4.49; 5.28)	5.9 (5.19-6.71)

Tabella 13. Potenza relativa per il blocco motorio per via subaracnoidea delle pipecolil-xilidine

Ropivacaina - bupivacaina	0.59
Levobupivacaina - bupivacaina	0.71
Ropivacaina - levobupivacaina	0.83

Dose analgesica minima efficace intratecale

Per gli studi sugli anestetici locali somministrati per via subaracnoidea è stato introdotto da alcuni ricercatori il termine di MLAD (cioè dose analgesica minima efficace), perché ritenuto più appropriato dal momento che nello spazio subaracnoideo tradizionalmente la dose è ritenuta la più importante determinante, delle caratteristiche del blocco.

In questa modifica del metodo MLAC viene quindi mantenuta costante la concentrazione degli anestetici locali in studio e si permette alla dose di variare (e quindi consensualmente il volume), definendo così la dose analgesica minima efficace.

L'analgesia combinata spinale-epidurale (CSE) per il travaglio di parto, una tecnica di recente utilizzo in Italia, è una tecnica divenuta molto popolare in quanto permette un onset di analgesia molto rapido, garantendo però un blocco motorio minimo. Per questa tecnica sono stati utilizzati, da soli o in combinazione, diversi anestetici locali in dosi scelte arbitrariamente, senza una reale conoscenza del contributo relativo di ciascun componente alla complessiva analgesia ottenuta.

La stima dei rapporti di potenza analgesica forniti dagli studi MLAC permette la quantificazione del contributo di ogni singolo componente nell'ambito di una miscela di farmaci, e permette così un perfetto aggiustamento della dose terapeutica.

Con i risultati forniti dagli studi MLAC è quindi possibile ottimizzare le varie combinazioni di anestetici locali e oppioidi al fine di ottenere un'analgesia soddisfacente, minimizzando gli effetti collaterali.

Il metodo MLAC è stato utilizzato per determinare l'ED50 degli anestetici locali comunemente usati per il travaglio di parto per via subaracnoidea.

Uno studio del nostro gruppo [105] ha determinato i valori di ED50 per la ropivacaina, levobupivacaina e bupivacaina alla concentrazione dello 0.25%, quando utilizzati per l'analgesia combinata spinale-epidurale per il primo stadio del travaglio di parto. I risultati sono mostrati nelle Tabelle 14 e 15 e nelle Figure 23 e 24.

I rapporti di potenza ottenuti paragonando i rispettivi valori di ED50 hanno rivelato una gerarchia di potenza tra i 3 anestetici locali, quando somministrati per via subaracnoidea, essendo la bupivacaina circa il 20% più potente della levobupivacaina la quale, a sua volta, è del 20% più potente della ropivacaina.

Le potenze relative per via subaracnoidea sono sovrapponibili a quelle

Tabella 14. Dose minima efficace (ED50) per l'analgesia di bupivacaina, levobupivacaina e ropivacaina allo 0.25%, quando somministrate per via subaracnoidea nel primo stadio del travaglio di parto

	ED50 (95%CI)
Bupivacaina	2.37 mg (2.17- 2.57)
Ropivacaina	3.65 mg (3.3- 3.96)
Levobupivacaina	2.94 mg (2.73- 3.16)

Tabella 15. Potenza relativa per il blocco sensitivo (analgesia) per via subaracnoidea delle pipecolil-xilidine (bupivacaina, levobupivacaina, ropivacaina)

Potenza relativa per il blocco sensitivo per via subaracnoidea	
Bupivacaina - ropivacaina	0.65
Bupivacaina - levobupivacaina	0.81
Levobupivacaina - ropivacaina	0.80

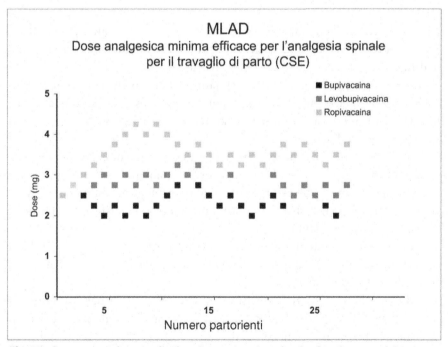

Fig. 23. Sequenze up-down per bupivacaina, ropivacaina e levobupivacaina somministrate per via subaracnoidea. Si evince dalle sequenze come ci sia una gerarchia di potenza, essendo bupivacaina>levobupivacaina>ropivacaina

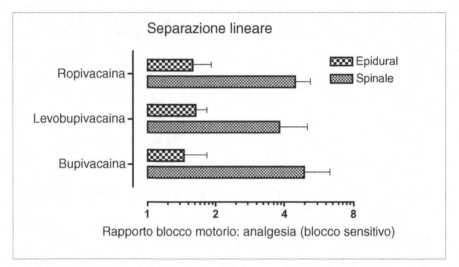

Fig. 24. Rappresentazione del blocco differenziale desunto dai risultati degli studi intratecali per la bupivacaina, levobupivacaina e ropivacaina. La ropivacaina mostra una maggiore separazione tra blocco sensitivo e motorio

riportate precedentemente per via epidurale per quanto riguarda la bupivacaina e la ropivacaina [22, 23], ma non sono paragonabili se si considerano le differenze tra levobupivacaina e ropivacaina.

Due studi epidurali infatti [27, 28] hanno riportato che la levobupivacaina ha approssimativamente la stessa potenza analgesica della ropivacaina e le ragioni di questa apparente contraddizione sono già state ampiamente spiegate in precedenza.

Inoltre, si potrebbe ipotizzare un differente comportamento dei farmaci legato alla via di somministrazione epidurale o subaracnoidea, oppure, più semplicemente, potrebbe essere dovuto alla normale variabilità che risultati provenienti da centri diversi possono produrre o dai criteri di inclusione differenti nei diversi studi.

Come detto precedentemente, infatti, condizione fondamentale per l'applicazione del metodo dell'allocazione sequenziale up-down è l'accurata scelta del campione in esame.

Ad esempio, sono stati riportati valori diversi di ED50 per la bupivacaina intratecale in due studi diversi [61, 105]. Questa discrepanza nei risultati si spiega ancora una volta con la diversa accuratezza nella scelta del campione in esame. In uno dei due lavori [61], infatti, sono state incluse nel campione sia partorienti nullipare che pluripare con valori di VAPS delle partorienti prima dell'esecuzione dell'analgesia significativamente inferiori rispetto al secondo studio [105]. L'inclusione di partorienti di diversa parità e con gradi diversi di dolore rappresenta senz'altro un fattore che può condizionare i risultati e rende ragione delle differenze riportate nei due studi sopracitati.

Osservazioni precedenti [95] hanno suggerito la conservazione dei rapporti di potenza e l'andamento parallelo tra le risposte motorie ed analgesiche della ropivacaina e della bupivacaina per via epidurale. I risultati di Camorcia e coll contribuiscono a rafforzare l'argomento che, anche per via subaracnoidea, la ropivacaina è significativamente meno potente della bupivacaina, sia in termini di blocco motorio che di analgesia.

Sembrerebbe quindi che ci sia una gerarchia, in termini di potenza, sia analgesica che di produzione di blocco motorio tra i tre anestetici locali maggiormente usati in analgesia ostetrica.

Tuttavia, se si osservano i risultati degli studi intratecali le cose appaiono differenti. Per via subaracnoidea, la ropivacaina mostra una separazione tra blocco sensitivo e motorio maggiore degli altri due anestetici locali [97, 105], che può essere spiegata sulla base della sua minore potenza. La maggiore liposolubilità della bupivacaina e del suo isomero levogiro può spiegare la loro maggiore e più rapida penetrazione nel midollo spinale e, quindi, il maggior blocco motorio rispetto alla ropivacaina, quando siano somministrate per via subaracnoidea.

La minore liposolubilità della ropivacaina sembra quindi giocare un ruolo più importante rispetto alla chiralità nella determinazione del blocco differenziale quando questo anestetico viene somministrato per via intratecale, molto vicino cioè al midollo spinale, rispetto alla somministrazione epidurale.

Dose minima anestetica efficace

Recentemente, il metodo MLAC è stato applicato da un gruppo canadese per determinare la minima concentrazione anestetica efficace per gli anestetici locali somministrati per via subaracnoidea (MEAC) [106, 107]. La MEAC viene definita come la concentrazione minima efficace di un anestetico locale (EC50), alla quale il 50% dei pazienti soddisfi i seguenti criteri:
1. perdita completa della sensibilità alla puntura di spillo (pin prick) ≥ T12 bilateralmente entro 20 minuti dalla somministrazione intratecale;
2. anestesia alla stimolazione elettrica tetanica a livello del ginocchio (metameri L2-L3) bilateralmente;

3. blocco motorio completo in entrambi gli arti inferiori.

I ricercatori hanno determinato la MEAC per la lidocaina iperbarica e per la bupivacaina iperbarica. Il design dei due studi prevedeva la somministrazione di due dosi fisse di anestetico locale (nel caso della bupivacaina pari a 7.5 mg e 10 mg), mentre la concentrazione variava conseguentemente secondo il metodo di Dixon & Massey.

Lo scopo di questi due studi era quello di analizzare il contributo relativo della concentrazione nel determinare le caratteristiche del blocco subaracnoideo e di permettere la definizione della potenza relativa anestetica degli anestetici locali, quando somministrati per via subaracnoidea.

Per quanto riguarda il primo punto, studi clinici precedenti non avevano evidenziato alcuna differenza nelle caratteristiche del blocco al variare della concentrazione dell'anestetico locale. In particolare, essi non riportavano alcuna differenza quando venivano paragonate soluzioni di 15 di bupivacaina allo 0.25% vs 0.5% o 12 mL di bupivacaina allo 0.125% versus 3 mL allo 0.5% [108-109].

I valori di MEAC ottenuti dal gruppo canadese, invece, evidenziano come questo parametro sia dose dipendente e non pari ad un valore costante. Utilizzare, cioè, dosi maggiori di anestetico locale permette la riduzione del volume in cui viene somministrato.

È interessante notare come, in uno degli studi [107], con la somministrazione di 7.5 mg di bupivacaina iperbarica non si potesse determinare una concentrazione efficace (il blocco risultava incompleto nella grande maggioranza dei soggetti) per diluizioni comprese entro 0.75% (cioè quelle disponibili commercialmente).

La spiegazione di questi risultati discordanti può risiedere nel fatto che gli studi tradizionali abbiano utilizzato dosi troppo alte di anestetici locali, eccedendo quindi la loro concentrazione anestetica efficace (MEAC) e nascondendo, per questo motivo, eventuali differenze.

Un'altra spiegazione rilevante su cui riflettere è, però, anche nell'applicazione sicuramente molto forzata del metodo MLAC a questo tipo di studio. Sembrano infatti, molto discutibili i criteri di definizione di efficacia (blocco sensitivo maggiore solamente a T12 e senza indicazione sulla densità del blocco anestetico e quindi privi di qualsiasi rilevanza clinica), la popolazione presa in esame (nei due studi canadesi si trattava infatti di volontari sani) e l'applicazione della stimolazione elettrica per simulare l'intervento chirurgico. I risultati sembrano scarsamente applicabili agli interventi chirurgici veri e propri, specialmente quello di taglio cesareo, dove la stimolazione dolorosa di tipo viscerale impone un blocco sensitivo denso ed esteso bilateralmente, perlomeno fino a T4.

Inoltre, è molto importante ricordare che gli studi di tipo MLAC necessitano di un solo end-point ben definito, molto preciso e di tipo binario. La definizione di anestesia in corso di taglio cesareo necessiterebbe, però, di una definizione troppo articolata e variabile che mal si presterebbe alle esigenze di uno studio di tipo up-down, senza menzionare i gravi problemi etici conseguenti all'esposizione a severo dolore intraoperatorio in almeno il 50% delle pazienti.

Protocolli per l'analgesia epidurale per il travaglio ed il parto basate sugli studi MLAC

In uso presso il Servizio di Anestesia e Rianimazione della Casa di Cura Città di Roma diretto dal Dr. G. Capogna
dipartimento.anestesia@gruppogarofalo.com

Analgesia nel primo stadio del travaglio-primipara

Travaglio spontaneo

Alcune partorienti presentano un dolore significativo anche in fase cervicale ed in questo caso è possibile usare solamente oppioidi:

FARMACO: SUFENTANIL 10-20 µg o FENTANYL 50-100µg
VOLUME DI SOMMINISTRAZIONE: 5-10 mL in soluzione fisiologica

La richiesta "troppo precoce di analgesia", per un dolore eccessivo in uno stadio del travaglio molto iniziale, può suggerire una possibile distocia iniziale che andrà verificata successivamente.

La durata d'azione del solo oppiaceo per via epidurale è legata alla progressione del travaglio. Appena inizia la discesa della testa fetale e questa comprime efficacemente la cervice uterina, sarà necessario somministrare una soluzione di anestetico locale.

Per iniziare un'analgesia epidurale non è necessario raggiungere una determinata dilatazione cervicale, ma è sufficiente che il travaglio sia avviato (ad esempio quando la frequenza delle contrazioni uterine percepite come dolorose è da 2 a 3 in 10 minuti, il collo uterino è appianato, centralizzato, con una dilatazione di almeno 2 cm)

In accordo con la fisiopatologia, quanto più precocemente si inizia una analgesia, meno farmaco occorre per abolire il dolore.

DOSE INIZIALE:
FARMACO: ROPIVACAINA 0.10%
VOLUME DI SOMMINISTRAZIONE: 20 mL
SUFENTANIL 10 µg in 5 mL di soluzione fisiologica

DOSI SUCCESSIVE:
FARMACO: ROPIVACAINA 0.10%
VOLUME DI SOMMINISTRAZIONE: 15-20 mL

Analgesia nel secondo stadio del travaglio-primipara

Dilatazione completa

Durante il secondo stadio del travaglio, l'analgesia non interferisce con i meccanismi di discesa e di rotazione della testa fetale, lasciando alla partoriente la sensazione del riflesso di spinta e di pressione perineale. L'integrità e la conservazione di queste sensazioni sono segni indiretti dell'assenza di blocco motorio dei muscoli perineali e consentono la collaborazione della partoriente nella fase finale del travaglio.

Il passaggio dal primo al secondo stadio è avvertito dalla donna come la trasformazione della sensazione (non dolorosa) di contrazione addominale in sensazione (non dolorosa) di pressione sul retto.

A dilatazione completa, prima che sia avvenuta la rotazione della testa fetale, occorre fare molta attenzione a prevenire il dolore, prima che diventi troppo forte e si rendano necessarie dosi più elevate di anestetico locale, che potrebbero determinare una transitoria ipotonia del pavimento pelvico. In questo modo, è possibile controllare il dolore del secondo stadio agevolmente con basse concentrazioni di anestetico locale

FARMACO: ROPIVACAINA 0.2%
VOLUME DI SOMMINISTRAZIONE:
5-10 mL in caso di dilatazione completa senza dolore
10 mL in caso di dilatazione completa e dolore (VAPS>30)

SCOPO:
- Prevenire il dolore perineale dell'inizio della fase espulsiva
MODALITA' DI SOMMINISTRAZIONE:
- A dilatazione completa, indipendentemente dalla posizione della parte presentata

Analgesia nel secondo stadio del travaglio- primipara

Fase espulsiva

Le spinte volontarie della partoriente non vanno consentite e/o incoraggiate fino a quando la parte presentata non abbia superato il piano dello stretto medio o livello 0 e la rotazione della testa fetale non sia completata, altrimenti si rischia di rallentare la rotazione della testa fetale stessa

Dopo la rotazione interna della testa fetale e con la parte presentata al piano perineale somministrare:

FARMACO: MEPIVACAINA 2%
VOLUME DI SOMMINISTRAZIONE: 5 mL

SCOPO:
- Prevenire il dolore perineale della fase espulsiva
- Facilitare la distensione del perineo da parte della testa fetale
- Prevenire il dolore dell'eventuale episiotomia ed episiorraffia

Analgesia per il parto strumentale

Al fine di facilitare l'applicazione della ventosa o del forcipe, la soluzione anestetica va somministrata appena il ginecologo abbia deciso di intervenire. Usualmente, il parto strumentale è accompagnato da episiotomia e quindi il rifornimento epidurale dovrà produrre le seguenti caratteristiche:
- Anestesia perineale
- Ipotono perineale

FARMACO: MEPIVACAINA 2%
VOLUME DI SOMMINISTRAZIONE: 5-10 mL

Le motivazioni del parto strumentale sono spesso di origine fetale: evitare l'ipotensione materna!

Analgesia nel primo stadio del travaglio- primipara

Travaglio indotto

Il dolore del travaglio indotto è maggiore e più precoce di quello spontaneo.

L'analgesia epidurale dovrebbe essere eseguita solo se si ha certezza che il travaglio sia avviato (per evitare il rischio di eseguire una tecnica che poi non verrà utilizzata) o se in tutti i casi il ginecologo ha deciso, in caso di mancata induzione, di procedere con un taglio cesareo.

Le partorienti con PROM sono a rischio di febbre durante il travaglio.

Si può iniziare l'analgesia precocemente con soli oppioidi e poi proseguire come nel parto spontaneo.

Analgesia nella presentazione occipito-posteriore

La posizione occipito-posteriore persistente è frequentemente associata a:
- Travaglio prolungato
- Maggiore durata del II stadio
- Anomalie del BCF
- Dolore che non recede dopo le usuali dosi di soluzioni analgesiche epidurali
- Parto operativo / episiotomia

Nella presentazione occipito-posteriore persistente la partoriente può avere un dolore in fossa iliaca che non recede alle usuali dosi di soluzioni analgesiche epidurali

FARMACO: ROPIVACAINA 0.2%
VOLUME DI SOMMINISTRAZIONE: 10-20 mL
Oppure
MEPIVACAINA o LIDOCAINA 2% 5-10 mL

La somministrazione di concentrazioni più elevate di anestetico locale può determinare un transitorio ipotono muscolare perineale

Analgesia epidurale nel primo stadio del travaglio-secondipara

A 3-4 cm di dilatazione cervicale, se la testa fetale è in posizione −1 e se il dolore non è molto intenso (VAPS< 60), si possono somministrare le stesse dosi e concentrazioni usate per la primipara (20 mL di una soluzione di ropivacaina 0.10% e 5 mL di una soluzione contenente 10 μg di sufentanil), ma se la testa fetale è più bassa (posizione 0) e/o la dilatazione è > 5 cm, è preferibile usare concentrazioni e dosi maggiori (20 mL di una soluzione di ropivacaina 0.2%)

Il rifornimento successivo è costituito da ropivacaina 0.2% 10-15 mL

Analgesia nel secondo stadio del travaglio e periodo espulsivo - secondipara

Somministrare 5-10 mL di mepivacaina 2% per prevenire il dolore della fase espulsiva e/o dell'eventuale episiotomia, indipendentemente dalla avvenuta rotazione della testa fetale

Protocolli per l'analgesia epidurale in travaglio di parto

TECNICA DI BLOCCO: Epidurale lombare continua

- Eseguire il blocco in decubito laterale perché vi è minor pressione liquorale (minor incidenza puntura durale accidentale), le vene epidurali sono meno congeste (minor incidenza puntura vascolare accidentale), è prevenuta la compressione aorto-cavale ed è più facile il monitoraggio fetale.
- Previa anestesia locale eseguire il blocco con tecnica LOR, con mandrino liquido (minor incidenza puntura durale accidentale) ed inserire il cateterino in modo tale che rimanga per 3-4 cm nello spazio epidurale (segno "II" alla cute).
- Aspirare ripetutamente per accertarsi del corretto posizionamento dello stesso.
- La dose test è rappresentata dalla dose terapeutica. Sospettare una iniezione accidentale subaracnoidea in caso di analgesia troppo rapida o di iniezione ev accidentale, in caso di mancata analgesia.
- Somministrare la soluzione analgesica nell'intervallo tra le contrazioni.

Pre-idratazione: non è necessaria. La partoriente può bere liquidi chiari (acqua, thè, liquidi isotonici tipo Gatorade) durante il travaglio.
Monitoraggio: monitorizzazione di FC, PA e SaO_2, durante il blocco e nei primi 15 minuti.
Rimozione del cateterino epidurale: 2 ore dopo il parto.

Algoritmo per la valutazione delle variabili ostetriche che possono influire sull'efficacia dell'analgesia.

DILATAZIONE CERVICALE/TESTA FETALE

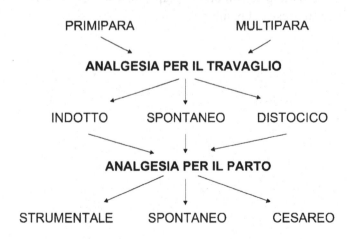

Appendice

Scala di Bromage

Punteggio	
0	Nessun blocco motorio: la partoriente è in grado di flettere le ginocchia ed i piedi
1	La partoriente è appena in grado di flettere le ginocchia ma flette completamente i piedi
2	La partoriente non è in grado di flettere le ginocchia ma riesce appena a flettere piedi
3	Blocco motorio completo: la partoriente non è in grado di flettere ginocchia né piedi

Scala HMFS (*Hip Motor Function Scale*)

Punteggio	
0	Nessun blocco motorio: la partoriente è in grado di sollevare le gambe tenute stese dal piano del letto (>30°)
1	Parziale (limitata) capacità di sollevare le gambe tenute stese dal piano del letto (<30°)
2	Blocco motorio completo. Incapacità totale di sollevare le gambe tenute stese dal piano del letto

Bibliografia

1. Dixon WJ, Massey FJ (1983) Introduction to statistical analysis. 4th Edition, New York, McGraw-Hill, pp 428-439
2. Inomata S (1994) End-tidal sevoflurane concentration for tracheal intubation and minimum alveolar concentration in pediatric patients. Anesthesiology 80:93-96
3. Powell H (1992) Pregnanolone: a new steroid intravenous anaesthetic. Dose-finding study. Anaesthesia 47:287-290
4. Birnbach DJ, Gatt SP, Datta S (2000) Textbook of obstetric anesthesia. Churchill Livingstone, New York
5. Van Zundert A, Osteimer GW (1997) Pain relief and anesthesia in obstetric. Churchill Livingstone, New York
6. Yau G, Gregory MA, Gin T et al (1990) The addition of fentanyl to epidural bupivacaine for first stage labour. Anaesth Intens Care 18:532-535
7. Eddleston JM (1996) A double-blind comparison of 0.25% ropivacaine and 0.25% bupivacaine for extradural analgesia in labour. Br J Anaesth 76:66-71
8. Zaric D, Nydahal PA, Philipson L et al (1996) The effect of continuous lumbar epidural infusion of ropivacaine (0.1%, 0.2% and 0.3%) and 0.25% bupivacaine on sensory and motor block in volunteers: a double-blind study. Reg Anesth Pain Med 80:285-289
9. Crosby E, Sandler A, Finucane B et al (1998) Comparison of epidural anaesthesia with ropivacaine 0.5% and bupivacaine 0.5% for cesarean section: Can J Anaesth 45:1066-1071
10. Datta S, Camann W, Bader A et al (1995) Clinical effects and maternal and fetal plasma concentration of epidural ropivacaine versus bupivacaine for cesarean section. Anesthesiology 82:1346-1352
11. Columb MO, Lyons G (1995) Determination of the minimum local analgesic concentrations of epidural bupivacaine and lidocaine in labor. Anesth Analg 81:833-837
12. Brownridge P (1992) Epidural analgesia in the first stage of labour. Curr Anaesth Crit Care 2:92-100
13. Lowe NK (2002) The nature of labor pain. Am J Obstet Gynecol 186:S16-S24
14. Polley LS, Columb MO, Wagner DS et al (1998) Dose-dependent reduction of the minimum local analgesic concentration of bupivacaine by sufentanil for epidural analgesia in labor. Anesthesiology 89:626-632
15. Covino BG (1989) Pharmacology of local anaesthetic agents. In: Nunn JF, Utting JE, Brown BR, eds. General anaesthesia. 5th ed. London: Butterworths pp 1036-1038
16. Vickers MD, Morgan M, Spencer PSJ (1991) Drugs in anaesthetic practice. 7th ed. Oxford, UK: Butterworth-Heinemann p 207
17. Owen MD, Thomas JA, Smith T et al (2002) Ropivacaine 0.075% and Bupivacaine 0.075% with Fentanyl 2 µg/mL are Equivalent for Labor Epidural Analgesia. Anesth Analg 94:179-183
18. Owen MD, D'Angelo R, Gerancher JC et al (1998) 0.125% ropivacaine is similar to 0.125% bupivacaine for labor analgesia using patient-controlled epidural infusion. Anesth Analg 86:527-531
19. Gautier P, De Kock M, Van Steenberge A et al (1999) A double-blind comparison of 0.125% ropivacaine with sufentanil and 0.125% bupivacaine with sufentanil for epidural labor analgesia. Anesthesiology 90:772-778
20. Meister GC, D'Angelo R, Owen M et al (2000) A comparison of epidural analgesia with 0.125% ropivacaine with fentanyl versus 0.125% bupivacaine with fentanyl during labor. Anesth Analg 90: 632-637
21. Polley LS, Columb MO, Lyons G et al (1996) Effect of epidural fentanyl on the mini-

mum local analgesic concentration (MLAC) of epidural chlorprocaine in labor. Anesth Analg 83:987-990

22. Polley LS, Columb MO, Naughton NN et al (1999) Relative analgesic potencies of ropivacaine and bupivacaine for epidural analgesia in labor: implications for therapeutic indexes. Anesthesiology 90:944-950

23. Capogna G, Celleno D, Fusco P et al (1999) Relative potencies of bupivacaine and ropivacaine for analgesia in labour. Br J Anaesth 82:371-373

24. Camorcia M, Capogna G (2003) Epidural levobupivacaine, ropivacaine and bupivacaine in combination with sufentanil in early labour: a randomized trial. Eur J of Anaesth 20:1-4

25. Aberg G (1972) Toxicological and local anaesthetic effect of optically active isomers of two local anaesthetic compounds. Acta Pharmacol et Toxicol 31:273-286

26. Lyons G, Columb MO, Wilson RC et al (1998) Epidural pain relief in labour: potencies of levobupivacaine and racemic bupivacaine. Br J Anaesth 81:899-901

27. Polley LS, Columb MO, Naughton NN et al (2003) Relative analgesic potencies of levobupivacaine and ropivacaine for epidural analgesia in labor. Anesthesiolgy 99:1354-1358

28. Benhamou D, GhoshC, Mercier FJ (2003) A randomized sequential allocation study to determine the minimum effective analgesic concentration of levobupivacaine and ropivacaine in patients receiving epidural analgesia for labor. Anesthesiology 99:1383-1386

29. Cousins MJ, Bromage PR (1998) Epidural neural blockade. In: Cousins MJ and Brindenbaugh PO eds. Neural blockade in clinical anaesthesia and pain management. Lippincott; Philadelphia, pp 253-360

30. Covino BG, Minzter BH (1996) Pharmacology and toxicity of local anesthetics. In: Van Zundert A e Osteimer GW. Pain relief & anesthesia in obstetrics. Churchill Livingstone New York, pp 183-195

31. Columb MO, Lyons G, Naughton NN et al (1997) Determination of the minimum local analgesic concentration of epidural chloroprocaine in labor. Int J Obstet Anesth 6:39-42

32. Christiaens F, Verbogh C, Dierick A et al (1998) Effects of diluent volume of a single dose of epidural bupivacaine in parturients during the first stage of labor. Reg Anesth Pain Med 23:134-141

33. Lyons G, Gorton H, Robinson APC et al (2001) Comparison of minimum local analgesic volumes of two concentrations of epidural bupivacaine. Anesthesiology 94:A60

34. Lyons G, Columb MO, Gorton H (1998) Minimum local analgesic volume for epidural bupivacaine 0.125% in labour. Eur J Anaesth 80:A511

35. Fink BR (1992) Towards the mathematization of spinal anestesia. Reg Anesth 17:263-273

36. Lawrence VS, Rich CR, Magitsky L et al (1984) Spinal anesthesia with isobaric lidocaine 2% and the effect of phenylephrine. Reg Anesth 9:17-21

37. Van Zundert AA, De Wolf AM (1988) Extent of anesthesia and hemodynamic effects after subarachnoid administration of bupivacaine with epinephrine. Anesth Analg 67:784-787

38. Tay DHB, Tay SM, Thomas E (1992) High volume spinal anaesthesia: A dose response study of bupivacaine 0.125%. Anaesth Intens Care 20:433-437

39. Peng PWH, Chan VWS, Perlas A (1998) Minimum effective anaesthetic concentration of hyperbaric lidocaine for spinal anaesthesia. Can J Anaesth 45:122-129

40. Chan VWS, Peng PWH, Chinyanga H et al (2000) Determining minimum effective anesthetic concentration of hyperbaric bupivacaine for spinal anesthesia. Anasth

Analg 90:1135-1140

41. Camorcia M, Capogna G, Lyons G et al (2004) The relative motor blocking potencies of intrathecal ropivacaine: effects of concentration. Anesth Analg 98:1779-1782

42. Capogna G, Celleno D, Lyons G et al (1998) Minimum local analgesic concentration of extradural bupivacaine increases with progression of labour. Br J Anaesth 80:11-13

43. Steer P (1993) The methods of pain relief used. Pain and its relief in childbirth. Edited by Chamberlain G, Wraight A, Steer P. Edimburg, Churchill Livingstone, pp 59-61

44. Pan PH, Moore C, Fragneto R et al (1998) Does intrathecal analgesia efficacy of fentanyl differ between spontaneously laboring and induced laboring patients? Anesth Analg 86:S383

45. Capogna G, Parpaglioni R, Lyons G et al (2001) Minimum local analgesic dose of epidural sufentanil for first- stage labor analgesia: a comparison between spontaneous and prostaglandin- induced labors in nulliparous women. Anesthesiology 94:740-744

46. Chen X, Tanner K, Levine JD (1999) Mechanical sensitisation of cutaneous C-fibers nociceptors by prostaglandin E2 in the rat. Neurosci Lett 267:105-108

47. Ferreira SH, Nakamura M, de Abreu Castro MS (1978) The hyperalgesic effects of prostacyclin and prostaglandin E2. Prostaglandins 16:31-37

48. Lieberman E, Lang JM, Cohen A et al (1996) Association of epidural analgesia with cesarean delivery in nulliparas. Obstet Gynecol 85:749-755

49. Thorp JA, Parisi VM, Boylan PC et al (1989) The effect of continuous epidural analgesia on cesarean section for dystocia in nulliparous women. Am J Obstet Gynecol 161:670-675

50. Leighton BL, Halpern SH (2002) The effects of epidural analgesia on labor, maternal and neonatal outcomes: a systematic review. Am J Obstet Gynecol 186:S69-77

51. Hess PE, Pratt SD, Soni AK et al (2000) An association between severe labor pain and cesarean delivery. Anesth Analg 90:881-886

52. Alexander JM, Sharma SK, McIntire DD et al (2001) Intensity of labor pain and cesarean delivery. Anesth Analg 92:1524-1528

53. Panni MK, Segal S (2003) Local anesthetic requirements are greater in dystocia than in normal labor. Anesthesiology 98:957-963

54. Wuitchik M, Bakal D, Lipshitz J (1989) The clinical significance of pain and cognitive activity in active labor. Obstet Gynecol 73:35-42

55. Hess PE, Pratt SD, Lucas TP et al (2001) Predictors of breakthrough pain during labor epidural analgesia. Anesth Analg 93:414-418

56. Chestnut DH, Owen CL, Bates JN et al (1988) Continuous infusion epidural analgesia during labor: A randomized, double-blind comparison of 0,0625% bupivacaine/0.0002% fentanyl versus 0.125% bupivacaine. Anesthesiology 68:754-759

57. Lyons G, Columb MO, Hawthorne L et al (1997) Extradural pain relief in labour. Bupivacaine sparing by extradural fentanyl is dose dependent. Br J Anaesth 78:493-497

58. Cohen SE, Tan S, Albright GA et al (1987) Epidural fentanyl/bupivacaine for obstetric analgesia. Anesthesiology 67:403-407

59. Robinson AP, Lyons GR, Wilson RC et al (2001) Levobupivacaine for epidural analgesia in labor: the sparing effect of extradural fentanyl. Anesth Analg 92:410-414

60. Polley LS, Columb MO, Lyons G et al (1996) The effect of epidural fentanyl on the minimum local analgesia concentration of epidural chlorprocaine in labor. Anesth Analg 83:987-990

61. Stocks GM, Hallworth SP, Fernando R et al (2001) The minimum local analgesic dose of intrathecal bupivacaine in labor and the effect of intrathecal fentanyl. Anesthesiology 94:593-598

62. Yaksh TL (1984) Multiple opioid receptor system in brain and spinal cord: Part 2. Eur

J Anaesth 1:201-243

63. D'Angelo R, Gerancher JC, Eisenach JC et al (1998) Epidural fentanyl produces labor analgesia by a spinal mechanism. Anesthesiology 88:1519-1523

64. Ellis DJ, Millar WL, Reisner LS (1990) A randomized double-blind comparison of epidural versus intravenous fentanyl infusion for analgesia after cesarean section. Anesthesiology 72:981-986

65. Polley L, Columb MO, Naughton NN et al (2000) Effect of intravenous versus epidural fentanyl on the minimum local analgesia concentration of epidural bupivacaine in labor. Anesthesiology 93:122-128

66. Carrie LES, O'Sullivan GM, Seegobin R (1981) Epidural fentanyl in labour. Anaesthesia 36:965-969

67. Justins DM, Francis D, Houlton PG et al (1982) A controlled trial of extradural fentanyl in labour. Br J Anaesth 54:409-414

68. Steinberg RB, Powell G, Hu XH et al (1989) Epidural sufentanil for analgesia for labor and delivery. Reg Anesth 14:225-228

69. Cohen S, Amar D, Pantuck CB et al (1996) Epidural analgesia for labour and delivery: fentanyl or sufentanil? Can J Anaesth 43:341-346

70. Cohen S, Amar D, Pantuck CB (1993) Postcesarean delivery epidural patient-controlled analgesia. Fentanyl or sufentanil? Anesthesiology 78:486-491

71. Grass J, Sakima NT, Schmidt R et al (1997) A randomized, double blind, dose response comparison of epidural fentanyl versus sufentanil analgesia after cesarean section. Anesth Analg 85:365-371

72. Connelly NR, Parker RK, Vallurupalli V et al (2000) Comparison of epidural fentanyl versus epidural sufentanil for analgesia in ambulatory patients in early labor. Anesth Analg 91:374-378

73. Herman NL, Sheu KL, Van Decar TK et al (1998) Determination of the analgesic dose-response relationship for epidural fentanyl and sufentanil with bupivacaine 0.125% in laboring patients. J Clin Anesth 10:670-711

74. Cohen SE, Yeh J, Riley E, Vogel T (2000) Walking with labor epidural analgesia: the impact of bupivacaine concentration and a lidocaine-epinephrine test dose. Anesthesiology 92:387-392

75. Capogna G, Camorcia M, Columb MO (2003) Minimum local analgesia doses of fentanyl and sufentanil for epidural analgesia in the first stage of labor. Anesth Analg 96:1178-1182

76. Eisenach JC, De Kock M, Klimscha W (1996) Alpha2-adrenergic agonists for regional anesthesia: A clinical review of clonidine (1984-1995) Anesthesiology 85:655-674

77. Le Polain B, De Cock M, Scholtes JL et al (1993) Clonidine combined with sufentanil and bupivacaine adrenaline for obstetric analgesia. Br J Anaesth 71:651-656

78. Paech MJ, Pavy TJ, Orlicovski CE et al (2000) Patient-controlled epidural analgesia in labor: the additinon of clonidine to bupivacaine-fentanyl. Reg Anesth Pain Med 25:34-40

79. Chassard D, Mathon L, Dailer F et al (1996) Extradural clonidine combined with sufentanil and 0.0625% bupivacaine for analgesia in labour. Br J Anaesth 77:458-462

80. Boutroy MJ, Gisonna CR, Legagneur M (1988) Clonidine: placental transfer and neonatal adaptation. Early Hum Dev 17:275-286

81. Aveline C, El Metaoua S, Masmoudi A et al (2002) The effect of clonidine on the minimum local analgesic concentration of epidural ropivacaine during labor. Anesth Analg 95:735-740

82. Eisenach JC, Grice SC, Dewan DM (1987) Epinephrine enhances analgesia produced by epidural bupivacaine during labor. Anesth Analg 66:447-451

83. Abboud TK, Sheik-ol-Eslam A, Yanagi T et al (1985) Safety and efficacy of epinephri-

ne added to bupivacaine for lumbar epidural analgesia in obstetrics. Anesth Analg 64:585-591

84. Reynolds F, Taylor G (1971) Plasma concentrations of bupivacaine during continuous epidural analgesia in labour: The effect of adrenaline. Br J Anaesth 43:436-440

85. Dounas M, O'Kelly B, Jamali S et al (1996) Maternal and fetal effects of adrenaline with bupivacaine (0.25%) for epidural analgesia during labour. Eur J Anaesth 13:594-598

86. Kozody R, Ong B, Palahniuk RJ et al (1985) Subarachnoid bupivacaine decreases spinal cord blood flow in dogs. Can Anaesth Soc J 32:216-222

87. Collins JG, Kitahata LM, Matsumoto M et al (1984) Spinally administered epinephrine suppresses noxiously evoked activity of WDR neurons in the dorsal horn of the spinal cord. Anesthesiology 60:269-275

88. Yaksh TL, Ramana Reddy SV (1981) Studies in the primate on the analgesic effects associated with intrathecal actions of opiates, alpha-adrenergic agonists and baclofen. Anesthesiology 54:451-467

89. Polley LS, Columb MO, Naughton NN et al (2002) Effect of epidural epinephrine on the minimum local analgesic concentration of epidural bupivacaine in labor. Anesthesiology 96:1123-1128

90. Bonica JJ, Akamatsu TJ, Berges PU et al (1971) Circulatory effects of peridural block: II. Effects of epinephrine. Anesthesiology 34:514-522

91. Yarnell RW, Ewing DA, Tierney E et al (1990) Sacralization of epidural block with repeated doses of 0.25% bupivacaine during labor. Reg Anesth 15:275-279

92. Hood DD, Eisenach JC, Tuttle R (1995) Phase I safety assessment of intrathecal neostigmine in humans. Anesthesiology 82:331-343

93. Nelson KE, D'Angelo R, Foss ML et al (1999) Intrathecal neostigmine and sufentanil for early labor analgesia. Anesthesiology 91:1293-1298

94. Rolants F, Lavand'homme P (2004) Epidural neostigmine combined with sufentanil provides balanced and selective analgesia in early labor. Anesthesiology 101:439-444

95. Lacassie HJ, Columb MO, Lacassie HP et al (2002) The Relative Motor Blocking Potencies of Epidural Bupivacaine and Ropivacaine in Labor. Anesth Analg 95:204-208

96. Lacassie HJ Columb MO (2003) The relative motor blocking potencies of bupivacaine and levobupivacaine in labor. Anesth Analg 97:1509-1513

97. Camorcia M, Capogna G, Lyons G et al (2004) Epidural test dose with levobupivacaine and ropivacaine: determination of the ED50 for motor block after spinal administration. Br J Anaesth 92:850-853

98. Camorcia M, Capogna G Berritta C et al (2006) The relative potency for motor block after intrathecal bupivacaine, ropivacaine and levobupivacaine. Anesth Analg (in press)

99. Clement HJ, Caruso L, Lopez F et al (2002) Epidural analgesia with 0.15%ropivacaine plus sufentanil 0.5mcg/mL-1 versus 0.10% bupivacaine plus sufentanil 0.5mcg/ml-1: a double blind comparison during labour. Br J Anaesth 88:809-813

100. Fernandez- Guisasola J, Serrano ML, Cobo B et al (2001) A comparison of 0.625% bupivacaine with fentanyl and 0.1% ropivacaine with fenanyl for continuous epidural labor analgesia. Anesth Analg 92:1261-1265

101. Evron S, Glezerman M, Sadan O et al (2004) Patient controlled epidural analgesia for labor pain: effect on labor, delivery and neonatal outcome of 0.125% bupivacaine vs 0.2% ropivacaine. Int J Obstet Anesth 13:5-10

102. Gautier P, De Kock M, Huberty L et al (2003) Comparison of the effects of intrathecal ropivacaine, levobupivacaine and bupivacaine for caesarean section. Br J Anaesth 91:684-689

103. Poblete B, Van Gessel EF, Gaggero G et al (1999) Efficacy of three test doses to detect

epidural catheter misplacement. Can J Anaesth 46:34-39

104. Graham AC, McClure JH (2001) Quantitative assessment of motor block in labouring women receiving epidural analgesia. Anaesthesia 56:447-484

105. Camorcia M, Capogna G, Columb MO (2005) Minimum local analgesic doses of ropivacaine, levobupivacaine and bupivacaine for intrathecal labor analgesia. Anesthesiology 102:646-650

106. Peng PWH, Chan VWS, Perlas A (1998) Minimum effective anaesthetic concentration of hyperbaric lidocaine for spinal anaesthesia. Can J Anaesth 45:122-129

107. Chan VWS, Peng P, Chinyanga H et al (2000) Determining minimum effective anesthetic concentration of hyperbaric bupivacaine for spinal anesthesia. Anesth Analg 90:1135-1140

108. Vucevic M, Russel IF (1992) Spinal anaesthesia for caesarean section: 0.125% plain bupivacaine 12 mL compared with 0.5% plain bupivacaine 3 mL. Br J Anaesth 68:590-595

109. Nielsen TH, Cristoffersen E, Olsen KH et al (1989) Plain bupivacaine: 0.5% or 0.125% for spinal analgesia? Br J Anaesth 62:164-167